めざせ！
好感度120%の歯科医院

こんなときどうする？
Dr.100人にアンケート

[編集委員]
森 照雄／上谷友香／鈴木やちよ／
神木孝太郎／竹本彰久／
税理士法人イースリーパートナーズ

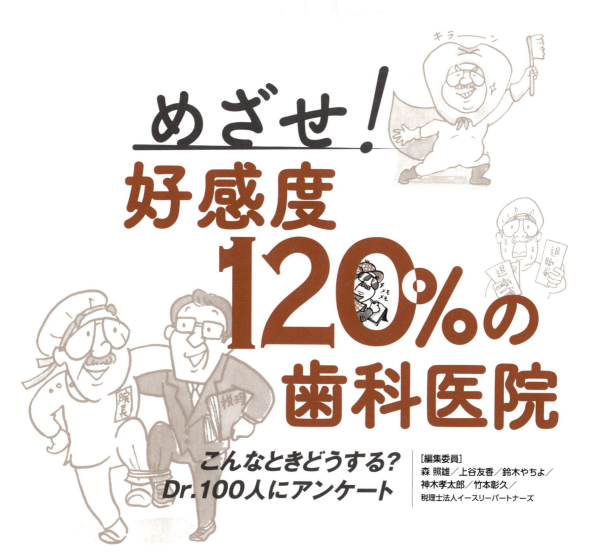

デンタルダイヤモンド社

刊行にあたって

　このたび、本誌を刊行する運びとなりました。
　本誌の執筆にあたり、まず臨床の現場で活躍中の歯科医師100人を対象に、日常の診療で遭遇した経営上の問題にどのように対処するのか、アンケートを実施しました。ご多忙にもかかわらず、アンケートにご協力いただいた歯科医師の先生方に、心より感謝申し上げます。貴重な体験談は、現に問題に直面している先生方にとって、「みんなも直面したトラブルなんだ」という安心感と、今後の道標としておおいに役立つものと思われます。
　今回、「アンケートにご回答いただいた先生方のナマの声を届けたい」という思いから、できるだけ文章を変えずに掲載しております。いいなと思った実践例を取り入れていき、自院ならではの仕組みを考えてうまく運営できれば、きっとスタッフからも患者さんからも喜ばれる好感度120％の歯科医院になることでしょう。そして、まだ発展途上で試行錯誤している先生方の参考になるよう、項目ごとにまとめのページで法律がどうなっているかに加え、経営コンサルタントの目線から攻守に役立つ手法やアドバイスを紹介しています。ぜひ試してみてください。
　歯科医院が抱える問題やトラブルは20年前と大きく変わっていません。アンケートを拝見し、以前に失敗を経験した医院では、その反省を活かした体制ができているのだろうと感じました。また、「当院ではそのようなトラブルはありません」という回答の裏側には、日々のマネジメントの成果があるのでしょう。
　院長に求められる能力は、以下の3つだと私は考えています。

免疫：問題が起きることに慣れる
嗅覚：トラブルを事前に察知する
自律：個人的感情を排除し、院長として振る舞う

　読者の皆様には、本誌を読んで先輩方の経験を疑似体験して、免疫力や嗅覚を磨いてもらい、自院の運営に役立てていただければ幸いです。最後に刊行にあたって、デンタルダイヤモンド社の安斎取締役、山口編集長、担当の保坂様にはたいへんお世話になりました。この場を借りて深く御礼申し上げます。

2017年1月
森 照雄（編集委員代表）

CONTENTS

刊行にあたって ……5

第1章　人事労務

01 ｜ 優秀なスタッフの採用 ……10

02 ｜ 金銭や盗難のトラブル ……14

03 ｜ スタッフが突然来なくなった ……20

04 ｜ スタッフが突然退職を申し出た ……24

05 ｜ 給与が高く能率の悪いベテランスタッフ ……30

06 ｜ 給与体系や人員体制の見直し ……34

07 ｜ スタッフの有給休暇申請 ……40

08 ｜ 勤務医による優秀なスタッフの引き抜き ……44

09 ｜ スタッフの残業代の削減 ……48

第2章　経営

10 ｜ スタッフ間でのトラブル ……54

11 ｜ 消極的なスタッフの能力アップ ……58

12 ｜ 過剰な設備投資の見直し ……62

13 ｜ 税理士・経営コンサルタントの選び方や付き合い方 ……66

14 ｜ 移転開業の判断基準 ……70

15 ｜ 医療法人化と節税対策 ……74

表紙デザイン：金子俊樹　イラスト：mappy

16 │ 近隣に新規歯科医院が開業 ……78

17 │ 歯科商店・歯科技工所との付き合い方 ……82

18 │ 引退の時期とライフプランニング ……88

第3章　患者対応

19 │ キャンセル対策とリコール率のアップ ……94

20 │ 自費診療患者が来院せず、料金未払い ……100

21 │ 飛び込みの患者の来院 ……104

22 │ 医院の都合による休診の連絡 ……108

23 │ 町内会や学校などの催し物への寄付 ……112

24 │ 補綴物治療への返還要求と窓口負担への不満 ……116

25 │ 保険と自費はどう違う ……122

26 │ 新患の獲得と患者数の維持 ……126

27 │ 長いと感じさせない待ち時間のすごし方 ……132

第4章　その他

28 │ 不測の事態への損害賠償 ……138

29 │ 歯科医師会への加入 ……142

30 │ ホームページ上における広告の注意点 ……146

【凡例】
一、アンケートは全部で30項目
一、アンケート回答者は全国の歯科医師から100名を無作為に抽出し、回答をお願いした
一、回答は回答者の年齢・地域を考慮して数グループに分け、それぞれに30項目のアンケートのなかから11項目を選んで回答をお願いした
一、掲載にあたり、回答者の氏名は匿名（例：東京都開業・山田太郎→東京都・Y）とした
一、回答の掲載は原則として原文のままとしたが、スペースの関係で行数調整および同意見の回答は統合し、削除したケースもある

第 1 章

人事労務

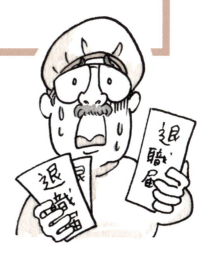

01

優秀なスタッフの採用

スタッフは院長の片腕。その採用には慎重なうえにも慎重に……。優秀なスタッフを見極め、採用する際のポイントはどこにおきますか？　院長の人をみる目が問われます。

履歴書や面接で判断する

医院オリジナルの質問用紙を用意する

まず、履歴書がしっかり書けているか。また、当院オリジナルの質問用紙を渡し、履歴書でわからない部分（仕事に対する意気込み、当院に就職したときの自分に対するイメージ）を書いてもらう。面接では、挨拶がきちんとできるか、時事の話題について自分の意見をもっているか、チームの一員として働くことへのモチベーションはあるかなど、社会人そして医療人として適正に働いてもらえるかを厳しくチェックし、対応能力を見極める。就業規則の細かい部分の説明を行ったときの反応などを見て、人員が足りず少し苦しい状況でも、一定の基準以下は採用を見送る覚悟が必要だと思う。（愛知県・I）

機転が利くか

面接時の会話での返答など、比較的頭の回転が早い人はポイントが高いです。頭がよいということよりも先読みなど機転が利くことのほうが重要だと考えています。（神奈川県・H）

面接は2、3回行う

面接は、2回ないしは3回行っています。1回目は親しくなることを心がけ、リラックスした2回目に細かい内容を面接すると、お互いによく理解できるようです。（東京都・K）

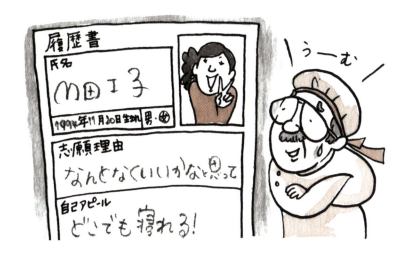

法人が求めている人物像か
　これは永遠のテーマだと思います。法人が求めている人物像を採用担当も含め共有を図り、そこに重きをおいて採用しています。基本的には、「明るく挨拶・返事ができる」、「素直で向上心があり、協調性を保てる」、「成長意欲がある」といったことを面談で引き出し、さらにエントリーシートにどの程度まで自分を落とし込めているかを読み取りながら判断しています。（北海道・A）

身だしなみや履歴書、適性試験などで判断
　服装、髪型、履歴書の書き方・内容、適性試験、一般的なSPIを応用した試験、小論文などで対応しています。（大阪府・F）

試用期間を設ける

まずは雇用
　経験上、残念ながら有効な手段は私の手の内にはありません。基本的には、面接での受け答えによって判断します。とくに歯科衛生士は募集しても応募が少ないため、人材を見極めるよりもまずは雇用し、試用期間の中で判断せざるを得ない状況です。（静岡県・K）

面接ではわからなかった言動に注視

　これまでの経験上、面接だけではわかりませんでした。難症例と同様に、初期治療（試用期間）の反応（言動）を見て判断するしかないと思います。（福島県・Ｉ）

その他

医院の理念に共感できるか

　まず、求人情報に院長の診療に対する気持ち、こちらが求めることを中心に記載します。多くの方の問い合わせは期待せず、当院の考えに共感する方に向けて求人を出します。この場合、問い合わせ数は少なくなりますが、モチベーションの高い方が来られます。また、求めることがあるわけですから社会保険・福利厚生も整えています。面接時には経験値・能力・人柄を判断しています。（東京都・Ｗ）

スタッフの友人を紹介してもらう

　いままでの経験からなかなか難しいと思います。現在、歯科衛生士専門学校の実習機関になり、そこでいろんな学生の傾向ややる気も見えるのでとてもいい勉強になっています。歯科衛生士学校にも年2回報告やご挨拶に行っており、いろいろなお話を先生方と共有しています。現在勤務しているスタッフのお友達を紹介してもらうというスタイルにいままで大きなハズレがなく、助かりました。（熊本県・Ｕ）

信頼できるスタッフに任せる

　信頼できるスタッフに面接してもらいます。（愛知県・Ｍ）

まとめの処方箋

採用時は試用期間を設ける

　優秀なスタッフを雇いたいと思っていても、結局は実際に雇ってみないとわからないということを実感した院長も多いのではないでしょうか。医院経営を円滑に進めるには、スタッフの態勢が整っていることが重要です。入社時に優秀さを求めるのではなく、まずは自院に合うかどうかを見極め、入社してから育成していくと考えるのも1つだと思います。

　スタッフ採用の際、履歴書を送ってもらって面接するケースが多いと思いますが、まずは履歴書をしっかり見ることが重要です。もちろん、書かれている内容も大切ですが、丁寧に書かれているか、写真はきちんとしたものか、貼り方はどうかなど、形式的なところもチェックすることで、その人間性がうかがえます。また、面接前に簡単な小テストをするのもよいでしょう。内容は医院の求めるものや役職によって異なるとは思いますが、たとえば「患者から予約日変更の電話があった場合、どういった受け答えをしますか？」など、対応の仕方や言葉遣いがわかるような質問にすると、日頃の態度や考え方が垣間見えるかもしれません。

　とはいえ、短時間の面接ですべてを見極めるのは難しいものです。そこで、採用時は必ず試用期間を設けることをお勧めします。ただし、試用期間は法的に設置を義務づけているものではないので、通常の雇用契約と同じく給与は最低賃金を下回ってはならず、社会保険も通常の雇用者と同じ条件で加入要否を判断します。試用期間中の雇用契約は、法的には「解約権留保付雇用契約」といわれ、そのスタッフの資質や人間性、能力などが当院に合わないというような客観的な合理性と社会的な相当性のある理由があれば解雇できます。なお、その場合、14日以内であれば即解雇ができますが、14日を経過している場合は通常解雇と同じ手続きが必要で、30日前までに解雇予告をするか、30日分以上の平均賃金（解雇予告手当）の支払いが必要となります。

　また、採用するスタッフの能力に注目するのも大事ですが、既存のスタッフとの相性の見極めも重要です。経験豊富な人を採用したものの、年齢や性格的なところで他のスタッフとうまく合わず、かえって混乱を招いたケースも少なからず聞きます。そのためには、面接は院長だけでなく信頼のおけるスタッフなど、第三者の同席をお勧めします。

- 履歴書や小テスト、面接をとおし、人間性を見極める
- 採用の際は試用期間を設け、他のスタッフの意見も聞きながら自院に適しているかどうかを判断する
- 能力だけでなく既存のスタッフとの相性にも着目し、面接は院長以外にも第三者も同席させる

（鈴木やちよ）

02

金銭や盗難のトラブル

スタッフによるレジ金や物品の盗難が発覚したり、受付での金銭トラブルが発生したら、どのように対応していますか？
また、院内に他の患者がいるとき、治療を終えた患者が「待合室に戻ったらバッグが紛失していた」と訴えてきたら、きちんと対応できますか？

◉スタッフによるレジ金と物品の盗難が発覚

解雇する、警察に相談する

返金を求めたうえで解雇

受付担当を1人にしないことが予防になると思います（相互監視効果）。それでも起きた場合は、損害分の返金を求めたうえで解雇します。悪影響を避けるため、周りには幹部を除いて理由は周知しません。表向きは本人都合の退職とし、家族の病気などの理由とします。（千葉県・M）

悪質な場合、警察に相談する

基本的に、よほどのことがないかぎり解雇する。悪質な場合は警察に相談するが、解雇できないときやそこまで悪質ではない場合は、厳重注意と誓約書を書かせ、返金または返品させる。（埼玉県・S）

院内の風紀が乱れるので解雇

いままで経験したことがないのでわかりませんが、もしそのような行動を起こすスタッフがいたら、院内の風紀が乱れるので解雇する他に方法はないと思います。複数のスタッフがいて誰が犯人かわからないとしても、医院の備品を大切にするかしないかで特定できそうな気がします。当院では、すべてのスタッフに、医院の備品などを大切にするように徹底していますので、診療チェアーの故障も少なく、医院自体もきれいな状態が継続されています。経験上、

医院に迷惑をかけるスタッフは医院の備品を大切にできない人として括れるような気がしますので、スタッフの雇用後は、試用期間にそのような行動をとくに注意して見ています。（滋賀県・K）

外部に委託する

いままでそのような経験はないが、もし発覚した場合は内部で解決しようとせず、警察への通報を含め、外部に委託するつもり。（宮城県・K）

本人から事情を聞く

情状酌量の余地があるかどうか

幸いなことに、弊院ではこのような事案に直面したことはないのですが、万一の場合、まず本人から事情を聞きます。そのうえで情状酌量の余地がないときは、他のスタッフに示しをつけるため、そして再発防止のため、警察に被害届を出し、就業規則に則って退職してもらいます。（福岡県・T）

事実関係をあきらかにする

聞き取りなどで事実関係をあきらかにしたうえで、就業規則に定めてあるとおり、最悪の場合は解雇します。またそれとは別に、悪質な場合は刑事的な対応を取らざるを得ないと思います。（新潟県・W）

●受付で金銭トラブルが発生

出入金の管理を徹底する

一日3回のレジ金チェック

レジ金に関しては、朝、昼、夜で合うまでチェックし、合わなければたいへんであることをスタッフに自覚してもらいます。レジ金に触れるのは受付のみとしています。物品に関しては正直、管理が甘いかもしれません。担当スタッフを1名おき、任せています。まだそのようなことはありませんが、もし盗んでいることが発覚した場合は、医院の風土が悪くなるため、そのスタッフに退職を促します。（神奈川県・T）

金品を盗めない環境づくり

　金品を盗めない環境づくりが最も大事です。レジ金であれば朝、昼、晩に確認するスタッフを入れ替えます。医院によっていろいろな管理の仕方をしていると思いますが、だいたい同じだと思います。また、材料なども同じ発想で、在庫管理を少なくとも週1回は行うようにしています。このように確認することで、「盗めるのではないか」というような心の雑念を起こさせないようにしているつもりです。おかげで、開業15年間で一度も金品の窃盗は起きていません。(埼玉県・M)

金銭トラブルの重要性を認識させる

　会計時は、患者さんからいただいたお金は最後までしまわず、カウンターの横に置いた状態でやりとりします（患者さんが出したと思ったお金と実際のお金が違う場合があるため）。また、午前と午後で金銭表に記入してもらい、過不足がないかを確認します。もし不足の場合にはできるだけ原因を確認し、不足分は院長の財布から直接お金を出して受付本人に渡し、あまり叱りつけないような方法で金銭トラブルの重要性を認識してもらっています。(福島県・I)

相互確認を行う

　受付のミスなどを防ぐために、小口処理や両替に関しては2名での相互確認を行っております。患者さんの会計時には、トレイの上に広げてお金を両者で確認という対応です。トラブルが起きた場合は上司に報告し、その後は事務局に報告します。患者さんが特定できる案件（もらいそびれた、多く渡した）に関しては丁重に謝罪し、正確に回収をしております。ただ、特定できないものに関しては、現金過不足で処理をしております。(北海道・A)

3人体制での確認

　とくに自費治療の場合、日計台帳および契約書コピーをカルテに入れてありますので、支払日記入＋「済」印をするようにし、受付以外に担当歯科衛生士およびドクターで確認しております。(東京都・N)

定期的に講習会に参加する

　定期的に接遇や受付の講習会に参加してもらい、意識を高めてミスやトラ

ブルの予防を心がけています。もしトラブルが生じた場合は、その原因をできるだけ把握し、ミーティングの中で、スタッフ全員で状況を確認し、同じ過ちが生じないための対策を考えます。（静岡県・K）

⚠️ レセコンの導入

受領金額を必ず入力する

つり銭の授受にはレセコンに受領金額を必ず入力し、昼と夜につり銭の残高確認を行っています。差額が生じた場合は、レセコンから追跡できるようにしています。保険外診療受取金額ミスに対しては、見積書や院内カルテ、アポイントデータ、来院時にお渡しする金額が記載されている複写式カードなど、多方面からの金額チェックからミス回避に努めています。それでもミスが生じた場合は、過不足にかかわらず、遅くても翌診療日までには患者さんに電話でお詫び申し上げ、清算時に差額の生じた理由を書面にて説明し、ご理解いただいています。（東京都・W）

レセコンとキャッシャーでの二重チェック

レセプトコンピュータのソフトとキャッシャーの会計で二重チェックしています。受付には、できるだけレセプトのわかるスタッフを配置し、過不足が起こった際は次回の来院時に謝っております。（京都府・W）

● 院内での貴重品の紛失対策

⚠️ 手荷物は常に身近に置く

自身のものは診療室まで持参させる

当院では、診療室までコート類も含めて自身のものを持参してもらっているため、いままでそのようなクレームはありません。もしバッグなどを紛失されたら、まずはバックがどのようなものか、その中身についても確認します。紛失した時間帯に来院したすべての患者さんにも見かけたかどうかを確認し、その時間帯に勤務していたスタッフと状況確認を行い、わずかでも手がかりを摑み、その状況をバッグを紛失された患

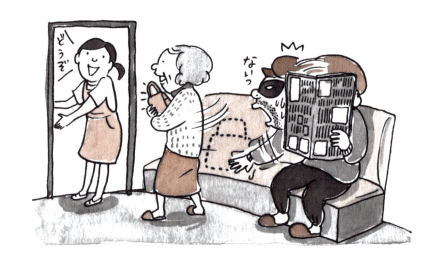

者さんに報告します。その後の対応については、こちらも教えていただきたいところです。（福島県・I）

貴重品を置く場所を複数作る

　そのようなシーンをつくらないために、貴重品を置く場所を診療室やX線室に作り、患者さん自身に持ち歩いてもらうことが徹底されていれば問題ないかと思います。持ってきていたと勘違いされている場合もありますので。（愛知県・I）

防犯カメラの設置

　まず、診療室に入られるときに貴重品はお持ちいただくようにしています。しかし、もしこのような状況になった場合でも、待合室に防犯カメラを設置しているので、セキュリティー会社に問い合わせのうえ、事実を確認して対応します。（東京都・W）

●

警察を呼ぶ

　まずは、なくなった当人の現状を確認する。ただし、自分たちで犯人探しをすることは基本的には難しいので、第3者の警察を呼んで対応をしてもらう。（北海道・A）

まとめの処方箋

トラブルの発生に備え、ルールを明確にする

「どうやらスタッフが窓口現金を盗んでいるようだ」という院長からのご相談は少なくありません。実際に起きたとしてもどう対処すればよいかわからず、「少額だから……」などの理由で見逃しているケースもあれば、「言語道断だ」と迷いなく解雇するケースもあるようです。スタッフによる盗難は、予防策と起きた場合の対処法を考えることが重要です。

予防策として、就業規則などで懲戒規程を設けておくのが最も効果的です。この場合、被害の大小によって減給や解雇など、処分の程度を変えるとよいでしょう。対処法として、まずは本人と直接面談する場を設けてください。本人の態度の他、再発防止の観点から、経緯や手口も確認しておきましょう。次に、その被害の大小と本人の態度に応じ、警察に被害届を提出するか否かなど、今後の対応を検討してください。

解雇には本来、30日前までに解雇を予告するか、約1ヵ月分の予告手当を支払う必要があります。ただし、スタッフによる盗難を理由とする解雇の場合、労働基準監督署へ申請すれば、これらが不要となる「解雇予告除外認定」とされることがあります。なお、軽微な場合は認められないことがあるので、ご注意ください。

スタッフへの牽制も重要な予防策になります。たとえば、抜き打ちで院長自らが窓口現金をチェックする、受付に防犯カメラ(ダミーでも可)を設置するなど、スタッフに「見られている」という感覚をもたせることを意識してみてください。ただし、これらはスタッフとの信頼関係があってこそ成り立ちますので、日々の業務のなかでスタッフと良好な関係を築くことが重要になります。

次に患者とのトラブルですが、これも予防策と対処法が重要です。受付による金銭トラブルは、受付を2人体制とする、患者とのお金の授受の際は必ずその場で声に出してお金を数えて確認する、といった地道なことで予防しましょう。また、手荷物の紛失については、「受診時はお荷物もお持ちください」というように、自己管理を徹底する旨の院内掲示や声かけによって予防しましょう。

発生後の初動対応を誤ると大事になるので、対処法としてホウレンソウ(報告・連絡・相談)と院内周知、警察への連絡に関するルールを決めてください。また、患者負担金の授受のミスでは、アポイント帳に記載して次回来院時に精算するなどの対応を忘れずにしましょう。なお、患者との無用なトラブルは避けるため、ミスが発覚したら医院からすぐに患者へ連絡し、誠意をもって対応するようにしてください。

- スタッフ向けの予防策として、懲戒規程を設けるようにする
- 予防策やトラブル発生時の対処法、発生後の対応をルール化する
- 患者とのトラブル発生時は、誠意のある対応で風評被害を回避する

(神木孝太郎)

―― 03 ――

スタッフが
突然来なくなった

スタッフが突然来なくなり、現場はてんやわんや。鍵の回収やスタッフの私物の処理、給料の支払いなど、どのように対応しますか？

本人、または保証人に連絡する

法律に反しない対応を心がける

まだそのような状況になったことがありませんが、鍵の回収については返却依頼の電話を本人、場合によっては緊急連絡先にかけ、連絡がつかないときは医院の鍵、またはセキュリティーカードを交換します。私物は、自宅か緊急連絡先に送ります。給料は支払うべき金額を期日に振り込みます。その他にスタッフが突然いなくなってしまった場合の対応として、のちにトラブルにならないよう、できるかぎり万全の対応、法律に反しない対応を心がけます。（東京都・W）

保証人を2名つける

過去に経験がないので難しいですが、採用時に必ず保証人を2名つけていますので、もし本人との連絡が難しいときはその方にまず連絡し、鍵の回収・私物の処分をお願いします。無理な場合は医院の鍵を交換し、その分の負担をお願いすることもあるかと思います。給与の支払いについては、本人が直接来る場合は支払いますが、そうでない場合は支払い拒否できると聞いたことがあります。（熊本県・U）

内容証明の通知

事前にとっている連帯保証人に連絡をとることを基本にしていますが、そ

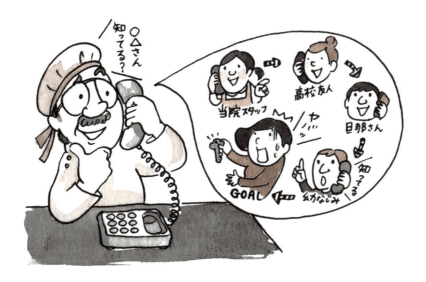

の方にも連絡がとれない場合、内容証明のかたちで郵送し、鍵や制服などの返却を求めます。退職時は原則、退職届などすべて確認してから給与を手渡しするようにしています。(大阪府・H)

知り合いを辿っていくと……

そのような経験はありませんが、まずはできるだけそのスタッフと連絡をとってみます。当院のような地方の場合、来なくなったスタッフと誰かがどこかで繋がっていることが多く、そこを辿って話し合いをさせていただくと思います。(静岡県・K)

本人に来院してもらう

来院を促す

まず、本人に来院するように促す。そして、話し合いの場をもつようにする。それでも連絡がないようであれば、関係者や保証人に連絡をする。本人が会いたくないようであれば、保証人に来院していただき、鍵や私物を受け渡す。給与に関しては、働いていた時間までは支給する。その基準は出勤簿に記載しているところまで。休んだところは欠勤扱いとし、給与はなし。(愛知県・I)

退職手続きは責務であることを認識させる

本人に連絡をして(繋がらなければ家族に)退職の希望があれば、その手続きが必要であることを、社会的にも当然の責務であると認識してもらいます。とくに医院の鍵を持参したままになっている場合は問題です。(福島県・I)

給料の最終受け渡しは本人に取りに来てもらう

給料の最終受け渡しは、本人に医院まで取りに来てもらっています。万が一、制服などを持ち帰っていたら、制服代やクリーニング代を給料から天引きさせてもらいます。補足ですが、採用時に保証人のサインをいただいています。(東京都・N)

⚠️ 医院主導で処理する

関係性によって鍵の取り替えを検討する

荷物を送る。鍵は返信用封筒なりに入れて返してもらう。関係があまりにもこじれている場合は、鍵を変えたほうがよい場合もあるかもしれません。給料はお金の問題もあるので、勤務した日にち分に相当する額を振り込むと思います。(東京都・N)

給与明細は書留で郵送

鍵は主任クラスのスタッフのみが取り扱うようにしている。私物は郵送し、給与明細は書留で郵送している。(愛知県・T)

私物は宅配便で送る

突然来なくなったことはないのですが、もしなった場合は給与の支払いに関しては、銀行振り込みなのでそちらに振り込みます。その他の私物に関しては宅配便などで送ります。(愛知県・M)

まとめの処方箋

入社時に複数の連絡方法を確保する

　スタッフが突然来なくなった場合に最も厄介なのは、そのスタッフと連絡がとれなくなるケースです。そうならないためにも、事前に複数の連絡方法を確保しておくことが大切です。入社時、緊急連絡先や身元保証人の連絡先を確認しておくようにしましょう。仲のよいスタッフがいれば、そのスタッフから連絡してもらうというのも有効な手段です。

　もし、スタッフが医院の鍵をもったまま音信不通となった場合、高価な機器や患者の個人情報が保管されている医院に出入りできるというのは非常に不安です。まずはセキュリティ会社に連絡し、そのスタッフがもっているセキュリティカードを使えないようにしてもらいましょう。念のため、これまで施錠していなかった箇所を施錠することも大切です。もし音信不通が続くようであれば、鍵の交換を検討してください。法定控除（所得税や社会保険料など）や労使協定で定められた項目以外の費用を、勝手に給料から天引きすることは労働基準法に違反しますので、鍵の交換費用などについては別途請求するようにしましょう。

　給料については、「突然来なくなったスタッフに給料を払いたくない」というのが院長の素直な気持ちかもしれません。ただし、出勤していた期間分の給料は支払う義務があります。ですが、回収できていない鍵や制服がある場合、給料の支払いをすませてしまうとさらに回収が困難となりますので、給料を現金支給に変更し、回収すべきものと交換に支給することをお勧めします。その際はあらかじめ、就業規則に最終分の給料は現金で手渡しにする旨の記載が必要となります。なお、給料の時効は2年間となっています。時効までに取りにきた場合は支払う義務がありますので、ご注意ください。

　その他、私物が医院に残されたままの場合、保管期限について定められた法律はありませんが、無断で廃棄することは禁物です。郵送するか、期限までに取りにこなければ廃棄する旨を通知し、期限がきた段階で廃棄するようにしましょう。

　無断欠勤が続いたときの医院の対応を就業規則に明記し、入社時にきちんと説明することが大切です。また、実際にこのような対応をとった場合、無用なトラブルを避けるためにも、連絡をとった記録などは残しておくようにしましょう。

- 緊急時にも連絡がとれるよう、事前に連絡先を複数確認しておく
- 無断欠勤時の取り扱いを就業規則などに明記し、入社時に説明する
- トラブルを避けるため、連絡をとった記録などは残しておく

（竹本彰久）

04

スタッフが突然退職を申し出た

優秀なスタッフが急に退職を申し出たり、スタッフ全員がいっせいに退職を申し出たら、どう対応しますか？ さらに、スタッフ同士で産休・育休が重なったら？ 晴天の霹靂、目が点に。診療どころではありません。こんな非常事態にどのように対応しますか？

◉優秀なスタッフが突然の退職を申し出た

⚠️ 慰留に努める

今後のビジョン、思いを伝える

　スタッフが退職を申し出る場合、①医院理念に共感できていない、②自分の仕事にやりがいを感じていない、③他のスタッフとのコミュニケーションがとれていない、④個人的な理由が考えられます。まずは退職を決断するまで気がつかなかったことをお詫びし、本人の話を十分聞かせてもらいます。そのうえで今後のビジョン、そのスタッフに対する私の思いを語ります。医院環境で改善できるところがあれば提案します。（鹿児島県・O）

回避できる方法を探す

　退職の理由を確認し、それが何らかの方法で回避できるのであれば、そこへ向かって努力する。退職理由が不可避の理由であれば、十分な退職金と慰労を示し、可能であれば将来的な復職の可能性を相談する。できるだけ気持ちよく送り出すことを考える。（北海道・S）

周りから攻める

　退職理由を本人ではなく、スタッフ全員に面談して聞く。面談をもとに、

本人と離職しないようにコーチング、ティーティングを行う。本当の退職理由はなかなか言わないので、周りから攻めるようにしている。おかげさまで、退職はこの10年で一人のみ。全員残ってくれています。（山口県・U）

本人の意思を尊重する

自分自身を省みる

まず、優秀なスタッフに急な退職を伝えられるようでは、それまでのスタッフとの信頼関係がうまく構築できていないと思います。こちらが優秀だと思っていても、そのスタッフはいまの環境に満足していないということです。そのようなケースでは自分の何がいけなかったかをよく反省し、次に同じ失敗をしないように勉強になったと諦め、そのスタッフの意思を尊重し、円満に退職するようにすればよいと思います。家庭の事情など本当にやむを得ない場合は、そのスタッフの幸せを願い、機会があればいつでも戻ってきてほしい旨を伝え、退職時期を相談してきちんと送り出すとよいでしょう。（広島県・I）

すぐに募集広告を行う

退職にもいろいろなケースが存在するかと思いますが、自己都合での急な退職に関し、退職を申し出る前に空気を感じとれるでしょうから許容します。このようなケースでは、既存のスタッフも退職スタッフが当院に合わなかったことを感じているので、次のスタッフ採用が決まるまで協力的に対応してくれます。募集はすぐにメディアなどに募集広告を掲載することで、さらに既存のスタッフからは院長としての姿勢を理解いただけることになるのでお勧めします。退職スタッフとの退職金などの問題は、院内規定に従って毅然と対応します。そういう意味では院内規定を事前に作成し、閲覧可能にしておくことを申し添えます。（東京都・I）

考え抜いた末の結論と受け入れる

スタッフが急に退職を申し出る場合、「急に」ではなく、それなりに考え抜いた末での結論であり、優秀であってもそうでなくても、仕方がないことである。すべて医療機関側（使用者側）に対する不満と考える。退職は受け入れるしかない。（佐賀県・I）

退職時期の延長を申し出る

　たいへん困る事態だとは思いますが、一度退職を申し出たスタッフを慰留することはなかなか難しいと考えています。まずは、次の人材が決まるまでは退職の時期を延長してもらえるように要請しますが、それが無理な場合は現在のスタッフで何とか乗り切るしかないと思います。本人から退職の理由を聞き出す努力をしますが、その理由が対応不可能な場合、次の道を探るのが必要だと思います。できれば１名分、余裕のある勤務体制が望ましいとは思います。求人に関しては、歯科衛生士は新卒で採るのが最もよいタイミングだと思いますので、そのような計画を練っていきます。（千葉県・Ｓ）

◉スタッフがいっせいに退職を申し出た

退職の理由を聞く

一から医院を作り直す

　まず個別に話を聞きます。しようがない理由なのか、それとも何か不満が原因なのかを知ることが第一歩だと思ってます。相手の意見を聞いたうえで、何かよりよい道がないかを考えます。たとえば、勤務日数を減らしたり、時間を減らすことで継続して働いてくれる人もいます。また、不満があるケースも、相手の話を真摯に受け止めることで、多少和解する場合もあると思います。ただ、そもそも不満でのいっせい退職は信頼されてない状況なので、一から医院の内部を作り直したほうがよいと思います。（神奈川県・Ｉ）

一人ひとり、面談の時間を設ける

　当院では、チーフやサブチーフのスタッフが育ち、中間管理職として下のスタッフをまとめてくれているので、いっせいに退職は起こらないと信じています。しかし、もしそのような申し出があれば、一人ひとりと面談の時間を設けて思い直してもらえるようにお願いします。産休、育休が重なることはよくあり、いまも複数の歯科衛生士が産休、育休を取得中です。若い女性スタッフが、「妊娠しても出産しても、この医院はスタッフを大切にしてくれるんだ」と思ってもらえるよう、喜んで産休、育休の許可を出しています。（岡山県・Ｎ）

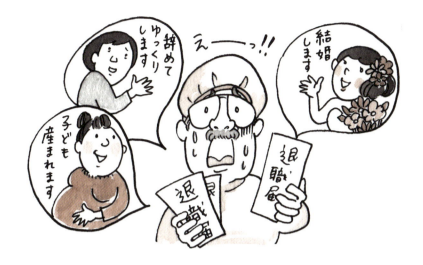

退職時期をずらしてもらう

　いっせい退職の経験が一度あります。いっせい退職といっても、実は個別にいろいろと事情があるもので、まとまって交渉するのでなく個別に事情を聞き、時期をずらしてもらうなり、対応は可能と思います。誰か強い首謀者のような人がいて、口裏を合わせなければ職場に居づらくなるようなこともあるでしょうから、あくまでも個別に対応することが大切だと思います。どうしたら業務に支障が出ないか、それぞれ考えてもらうのです。逆に産休、育休などに関しては、どうしたら業務に支障が出にくいのか一緒に話し合う機会を設けたほうがよいと思いますが、人数に余裕のある歯科医院はないので、調整がつかない可能性もあります。この場合は、パート従業員の採用なども視野に入れて考えねばならないと思います。また、よくないことなのかもしれませんが、今後の子育てのことも考えて　子育て中はパートに移行してもらい、新たに正社員の採用を考えるのもやむを得ないのではないでしょうか。（東京都・Ｔ）

普段からコミュニケーションを図る

女性の職場であることを再認識する

　いっせいに退職を申し出るというのは、あきらかに医院の体制、もしくは院長の資質に問題があると思います。そうなる前の準備が大切と考えます。歯科医院は女性の職場なので、産休や育休が重なる可能性もあると常に考えておくことが大切だと思います。そのために、当院では、普段から少しだけ余剰に雇用する、スタッフとの個人面談を定期的に行

い、プライベートの状況も把握しています。スタッフたちとフレンドリーに話せる普段からのコミュニケーションが大切です。（長崎県・T）

医院の長期的なビジョンを伝える

　いっせい退職の状態に陥らないよう医院の長期的なビジョンを伝えて、スタッフにも自分の人生設計を意識してもらっています。そのうえで自分のライフイベント（結婚、出産、育児）が医院運営に与える影響を伝えています。また、セクハラにならないよう配慮しながら、3～6ヵ月くらいで現状をさり気なく聞いています。必要があれば、早めに求人募集を考えます。以前勤務していた医院で、夏休みが明けたらスタッフ総勢7、8名がいっせいに退職するということがありました。院長の攻撃的な性格が理由でした。当日は自分と院長で診療しましたが、大混乱でした。その経験からスタッフとは常に温和に接しています。また、スタッフの増減に柔軟に対応できるように、あえて個室診療という形態を避けました。（東京都・S）

◉産休・育休が重なったときはどうする？

代替要員の確保

復帰を望むときはそれを叶える

　スタッフがいっせいに退職を申し出たことはありません。産休、育休が重なった場合は、補充のスタッフをすぐに募集します。産休、育休を取得するスタッフが産後復帰を望んでいる場合は、補充スタッフにはあらかじめ、復帰後は退職していただくことを前提にお話しします。女性の人生では、結婚、出産と仕事の両立に悩む時期が必ず訪れます。スタッフ自身の人生を豊かにするために協力できる体制を整えることで、他のスタッフの仕事に対するモチベーションを維持したり、クリニックがスタッフを大切にしていることを示すことで、スタッフがよりクリニックを大切にしてくれ、その結果、患者さんに対しても、より大切に親切に対応してくれると考えます。（栃木県・H）

臨時スタッフでも優秀な人は残す

　いっせい退職の経験はありません。産休、育休が重なった場合、臨時スタッフを雇用します。しかしながら、臨時スタッフでも優秀な方は残ってもらうことが多く、その結果、スタッフ数が増え続けています。（京都府・M）

まとめの処方箋

定期的に個別面談の時間を設ける

　いっせい退職の経験がない医院でも、退職者が続けて出たことはあるかもしれません。スタッフの退職は、院長の精神的なダメージも小さくありません。「良好な関係だと思っていたのに何で……」、「何が悪かったのだろう」、「また求人費がかかる……」と気が重くなります。

　去るもの追わず、と引き留めない院長が多いように思いますが、医院にとって必要な人材であれば、まずは慰留して勤務を続けられないか話をしましょう。また、時期の先延ばしやパートで継続できないか、将来の復職の可能性など、いろいろな提案をしながら医院にとって大切な存在であることを伝えてください。とはいえ、一度退職の意思表示をしたスタッフに取り消しをしてもらうのは簡単ではありません。普段から、3ヵ月に一度は個別面談の時間を設け、職場に対する不満や家庭環境に変化はないか話をする機会を作りましょう。不満や希望をすべて叶えるのは難しいでしょうが、聞く姿勢を見せることも大切です。いっせい退職がある場合には、スタッフが大きな不満をもつ原因が何なのかを知り、対策を講じることが必要です。

　退職に際して「引き継ぎもあるので退職届を出してから、3ヵ月間は辞められないルールにできますか？」という質問を受けることがあります。医院のルールとして、就業規則に3ヵ月前に申し出るように記載することはできますが、法的に拘束力はありません。まず退職の相談をして、時期は院長と相談する、という風土を作りたいところです。スタッフのモチベーションが低い場合、他のスタッフへの影響も気になります。退職が決まればすみやかに引き継ぎし、退職してもらうほうがよいでしょう。

　育児休業に入るスタッフがいる場合、新しい人材を採用するのが望ましいでしょう。正社員を増員できるのが最もよいですが、復職後に過剰人員になるのであれば、パートタイマーの採用やシフトの調整、過去に円満退職した方に連絡してみるのも選択肢の1つです。また、受給できる助成金があれば、活用することによって金銭的な負担を減らすことができます。

　産休・育休についての法律上のルールや制度を、院長とスタッフが共有することも大切です。とくに、雇用保険に加入していれば受給できる育児休業給付金については、スタッフから聞かれる前に伝えてあげるのがよいでしょう。休職の期間や復職のタイミングを相談しながら、場合によっては、それまでの医院のルールを逸脱したとしてもよい人材を確保したいところです。

- 定期的な面談で、退職や休職の予兆を早めにキャッチする
- 院長とスタッフの両方が、産休・育休制度に関する知識を共有する
- 退職者が出ても落ち込まず、気持ちを切り替える

（森 照雄）

05

給与が高く能率の悪い
ベテランスタッフ

毎年のように給料を上げると、長年勤めたスタッフは高給取りに。しかし、能力が給与に見合ってなければ、頭痛のタネですね。能率の悪いスタッフが在籍している場合、解雇以外に何か対応策はありますか？

改善期間を設ける

行動目標を一緒に作る

ステップとして、改善を促します。実際に医院として何をあなたに期待をしているのか、どんな結果を出してほしいのか、そのために他のスタッフより高い給料を払っていることをしっかり伝えます。それから行動目標を一緒に作り、3〜4ヵ月の改善期間を設けます。その改善期間で行動がなかったら、減給を選択するケースもあります。ただし、いきなり減給は、スタッフとの信頼関係も崩れるので、しっかり話し合いをしたうえで行うことが大切だと思います。(神奈川県・I)

現状での改善点を伝える

まず、給与支給のタイミングなどで面談の機会を作ります。現状のよい面と改善点を伝え、どのように行動してほしいかを明確にします。その評価を賞与で反映させることを伝えて、他の人と差をつけます。また、社会保険労務士さんなどを通して面談を行うこともあります。(福岡県・U)

手紙を渡したり、面談を設けている

その旨を率直に話します。不定期に給与支払い日にお手紙を渡したり、賞与支給のときは面談を行っています。そのときに、スタッフの困っていることや要望を聞きつつ、こちら側の要望を言います。それである程度、意思疎通ができていると感じますが、どうしてもこちら側の要望が実行されない場合は賞

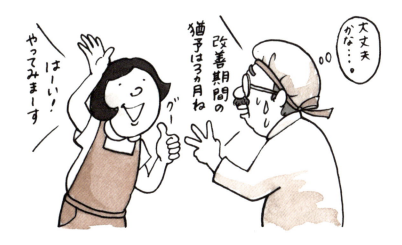

与を減額します。減額するときはあらかじめ、目標が達成されないと減額する旨を伝えておきます。それでも、実行されない場合は自主退職を促す場合もありますが、それは最終手段でほとんどありません。(栃木県・H)

能力給の導入

スタッフがスタッフを評価

当院では、院長がスタッフを査定するのではなく、スタッフがスタッフを評価します。スタッフ全員と私で、27の項目において5段階評価を行います。その結果が直接昇給額に影響します。実際、後から雇用したスタッフの給与が、先に雇用した年上のスタッフの給与より高くなっています。また、「本人の能力やクリニックの業績によって給与が変動する」と雇用契約に記載し、あらかじめ給与が下がる場合もあると伝えています。過去に給与を下げた者はいませんが、3年半の間まったく昇給していない者がいます。能率の悪いスタッフは、当然他のスタッフからの評価も低いと想定されますので、私は給与を下げますから、結果、自ら退職すると思います。(広島県・S)

年に一度技能を評価

基本給＋技能給のシステムに変更しました。年に一度技能を評価し、翌年の給与に反映させて、10の評価項目も給与明細に細かく明示しました。基本的にダウンはなしで、モチベーションの維持に努めています。(東京都・F)

歩合給を取り入れる

　医院にあった給与規定を作っておくべきですが、基本給はそれほど差をつけず、年功序列ではなく、より能力的な部分に歩合給をつける旨を定めています。あまりに能率の悪いスタッフには理由を説明し、警告したり、減給を提案することもありますが、不当解雇などと訴えられないよう留意が必要だと思います。(三重県・S)

⚠ その他

独立・転職を自然に促す

　ベテランを褒めます。美点を褒め、短所を可能なかぎり取り繕います。そのうえで、当院ではあなたの能力がもったいないことを説明します。本人から独立ないし、転職をすることが本人にも診療所にとっても幸せであることを理解してもらうよう努力します。もちろん、他のスタッフには根回しして、協力してもらえるように努めます。(東京都・K)

若手をあえて重宝する

　ある医院で同じようなことがあったのですが、そのときはもう一人の若手をあえて重宝し、失敗しても優しくしてベテランよりも使い続けました。そのことにベテランもさすがに気づき、態度を改めたという話を聞いたことがあります。(福島県・W)

患者を摑んでいるため、稼ぐ金額が落ちることはない

　当院では、歯科衛生士がベテランになると、仕事のスピードや能率が落ちることはあっても、長年担当している患者さんをしっかりと摑んでいるので、稼ぐ金額が落ちることはそんなにありません。勤務年数が長ければ長いほど給与は上がりますが、＋αがあるので気にしていません。しかし、歯科技工士の場合、50歳を超えると仕事のスピードや能率が落ちてくるために、保険外の自費の単価の高い技工物をなるべく多く作り、外注技工料を減らすようにお願いしていますが、うまくいっていません。解雇はありえないと思います。(岡山県・N)

まとめの処方箋

本人との話し合いの場を設ける

　歯科は年功序列の意識が高い業界ですので、能力に関係なく在籍年数に応じて給与が高くなるケースが多いように思います。ただ、ベテランであるがゆえ、減給などの不利益な申し出をすれば、スタッフ全体の士気にもかかわるのではと危惧し、なかなか言い出せない医院が多いようです。

　給与を下げるか、あるいは辞めてもらうか、という判断の前に、まずは本人との話し合いの場を設けてください。この場合、たとえ本人に自覚があったとしても、ただ漠然と能率が悪いと言い続けるだけでは納得せず、平行線のままになります。能率の悪さを客観的に示すデータや根拠（担当患者数の比較など）を、あるいはあまりにもひどい場合は、匿名を前提に他のスタッフの証言やクレームを伝えることで、理解させる必要があります。そして、両者が理解・納得して初めて、対応策を協議し、合意のうえで、結論を出します。

　話し合いの結果、改善するという結論に至った場合、改善に向けた行動計画（アクションプラン）と期限を設けましょう。「○月までに●●ができていれば現状維持」というように大まかなものでも構いませんので、長引かせないことが重要です。なお、話し合いを行う場合、税理士や社会保険労務士などの第三者を同席させることで、緊張感と「言った、言わない」の無用なトラブルを避けるようにしましょう。

　院長から「能率が悪いから辞めさせられるか」とよく聞かれます。解雇に必要な正当な理由は、客観的に合理的なものでなければならず、また社会通念上相当なものでなければなりません。これらを鑑みれば、能率の悪さを理由に解雇することはできません。完全な年功序列にならないような評価制度と賃金体系にしておけば、質問のような問題は生じにくくなります。とくに能率性を重視した評価項目とすれば、スタッフのモチベーションも上がり、一石二鳥になります。ただし、評価のウエイトを極端にすると、スタッフが定着しない可能性もありますので、バランスをよく考える必要があります。

　また見方を変えて、対象スタッフのよいところを見出し、その人に適した仕事を与えてあげるのも効果的かもしれません。そのスタッフのために無駄な仕事を作ってあげるのは本末転倒ですが、配置転換のようなことができるのであれば、ベストな解決方法といえるでしょう。

- 話し合いは、必ず客観的な根拠でスタッフに理解してもらう
- 能率が悪いからと、辞めてもらうこと（解雇）はできない
- 年功序列とならない評価制度と賃金体系を構築する

（神木孝太郎）

—— 06 ——
給与体系や人員体制の見直し

景気低迷が続くなか、昇給時期と聞いただけで気が滅入る経営者もいるかもしれません。とくに売上減、経費増という経営状況のなかで昇給時期を迎えた場合、どう対応しますか？ また、給料の高い長期勤務者がいる場合、毎年昇給させますか？ さらに、スタッフに減給や退職を告げる際、注意点はありますか？

◉ 苦しい経営状態での昇給

昇給を見送る可能性を伝える

兆候が現れた時点で状況を報告する

少なくとも昇級時期の半年前には、売上減、経費増の兆候はデータに現れていると思われます。その時点で早めにスタッフに状況を報告します。もし改善が見られない場合には、昇級が難しくなる可能性を伝えます。突然昇級できないというのは避けるべきです。（福島県・I）

今後も売上減が続くとき

今後に回復を望める可能性がある場合はまずは昇給したうえで、今後も売上減が続くときは昇級できないかもしれない旨をしっかりと伝えます。その後、次年度まで悪い状態が続いてしまったときは、そこで昇給を控えます。悪い状態がしばらくは続きそうだと思われる場合は、経理内容をできるだけ具体的に説明し、昇給の減額、あるいは見送りも考えます。（静岡県・K）

●

売り上げ目標を設定し、医院一丸で取り組む

スタッフに正直に話し、このくらいの数字が出れば昇給ができる旨を伝える。そもそも、スタッフの働きが悪いので売上減、経費増が起こると考えます。

売上減を単体で考えるのであれば、「競合医院が隣にできて患者数が減り、売り上げが落ちた」、「地域の大企業の移動があり、住んでいる人たちが少なくなった」など、大きな立地的な要因、つまりどうにもできないことが起こったと考えられます。しかし、売り上げが上がらずに経費が上がったという要因があるのであれば、スタッフが適切に働いていないと考えられ、院内の改革が必要です。自分たちの給料を確保するために必要な要因をとことん話し合い、売り上げ目標を設定し、それに向かって一丸となって取り組む姿勢が必要かと思います。胃が痛くなる話ですが、院長だけが利益を得ている雰囲気を絶対に作らない断固たる姿勢で臨むべきです。（愛知県・I）

●長期勤務者の昇給

毎年昇給させる

成長を図る義務がある

必ず、毎年昇給させます。基本的に組織をマネジメントする者は、属する人達の物心両面の成長を図る義務があります。経済成長の鈍い現代ですが、経済成長を上回る成長を医院が目指し、それを勤務者に還元すべきです。その取り組みをせず（＝利益の向上を図らず）、昇給を行わない（＝必要経費を抑える）ことは、院長の身勝手な方針だと思います。ただし、取り組んでいるが成果が得られない場合は、理由を述べて勤務者の理解を得られれば、給与の据え置きもよいと思います。一般論として、能率給や限度額の制度も容認します。医院経営のしわ寄せでの方針でなく、医院成長やスタッフの満足度・能力発揮の向上を目的として導入するのであればよい制度です。（埼玉県・M）

公務員の俸給表を参考にする

当院では、毎年に能力にかかわらず、毎年5,000円（パートであれば時給50円）を昇給しています。昇給の限度額はとくに決めていませんが、県の公務員の俸給表を公開し、その俸給より少しだけ高くなるように基本給を設定しています。能力給は、歯科医院のような小さな組織では査定する側の客観性が担保されておらず、医療職に必要なホスピタリティーなど評価しにくい要素が多くあるため、難しいと考えます。（山口県・U）

勤労意欲を引き出す

　いまのところ長期のスタッフは10年くらいなので、毎年昇給しています。スタッフの勤労意欲のこともあり、基本的には同額昇給にしています。ただし、新卒の歯科衛生士の場合、1年後にかなり仕事ができるようになった場合は、他のスタッフより多めに昇給しています。今後の課題として、さらに長期勤務になった場合、限度額を決めることも考えています。限度額の決定には、就業規則や労働契約では問題ありませんが、スタッフに対しては機会があるたびにその旨を話し、納得していただけるよう働きかけています。（長崎県・S）

5年、10年ごとに特別手当を給付する

　長期勤務はこちらとしても望むところなので、毎年昇給させる。5年、10年単位で特別手当も給付する。ただし、20年以上になれば昇給額をかなり少なくし、特別手当で対応する。（北海道・S）

●

医院への貢献度で検討

　給与は、そのスタッフの医院への貢献度によって決まると考えます。したがって、給与が高いスタッフであっても、その貢献度が増せば昇級します。しかし、貢献度が変わらなくなれば昇級はしません。長期勤務者にあっては、なるべくリーダーの役割をもって貢献するよう勧めます。（鹿児島県・O）

仕事に対する積極性を評価する

　当院では、開院当初から働いているスタッフ（16年）がいるが、昇給については年1回のそのときの具合を見て決めている。ただし、年をとるにつれ、仕事に対してあまり積極的でなくなるのは間違いないので、ある程度の給与の上限は決めている。仕事に対する姿勢がしっかりしている者に対してはその限りではない。（佐賀県・I）

上限を決めている

　限度額を決定しています。昇給しないぶん、特別休暇を多くしたり、ボーナスなどで調整しています。（茨城県・T）

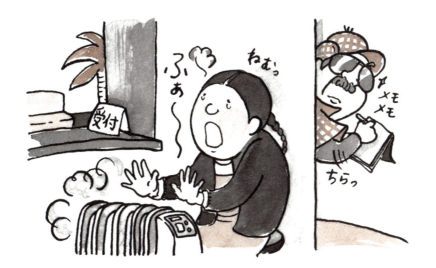

◉ スタッフに減給や退職を告げる

冷静に理由を伝えて対処する

方向性の違いを明確にする

　行動に対してのみ言及し、人格に対してはいっさい触れないことを、注意しています。減給や退職を告げる場合、感情を入れずに淡々と理由を述べます。主語は自分一人称でなく、「医院」や「患者さん」とすることで、私見の判断ではないことを表現します。そのうえで行動の「正しい」や「間違っている」との判断基準ではなく、「方向性の違い」を明確にします。スタッフの人格は尊重します。また能力も尊重します。ただし、現環境ではそれらが活かされないことを知ってもらいます。「成果」が減っているのであれば、「減給」が妥当だということを理解してもらいます。個人の生活面を話題にはしません。環境に合わせられないのであれば、「退職」が妥当です。（埼玉県・Ｍ）

責任をとるという覚悟をもつ

　減給はありません。退職勧告したことは何度かあります。なぜ退職してもらうのかをきちんと説明し、しっかり納得してもらうことが大切です。また、その際に感情的にならないことです。通常の歯科診療所では人事課などあるわけがなく、院長が裁定を下します。自分で決めたことですから、自分で責任をとるという覚悟をもって淡々と進めるように心がけています。離職通知や退職金などの事務処理や手続きを粛々と滞りなくすませること。（広島県・Ｓ）

複数人がいる場で理由を話す

　妻や顧問税理士も同席したうえで、複数人でスタッフに伝えます。スタッフには勧告の内容を、ご両親にも理由を説明するよう申し伝えます。（佐賀県・U）

お互いが納得できる改善プランを提案

　マイナス評価をされるスタッフがその理由を把握できていない場合がありますので、いきなり減給をするのではなく、まず面談し、いまの働きぶりの評価と課題に対する私の考えを説明し、それについてどう感じたかを聞きます。そのうえでお互いが納得できる改善プランを提案し、もしも改善ができないようなら減給などの処分をする旨の勧告をします。しかし、こちらはなるべく減給したくないという思いが伝わるよう努力します。（鹿児島県・O）

転職を促す

今後の活躍は他の場にあるのでは

　過去に減給したことはありませんが、他スタッフとの関係や患者さんとの対応が問題で退職を勧告したことは何度かあります。その注意点として、退職を勧告されると辞めさせられたという意識が強いため、必ず親が出てきて継続して勤務をお願いされ、それを断るとたいへん険悪なムードになります。ケースによっては、労働基準監督署に訴えるなどの発言もされますが、過去の例では、あくまで本人のこれからの活躍の場は、当院よりも他の場にあるのではないか、と丁寧に説明することが大切と思います。その結果、本人の今後の経歴に傷がつかないように、最終的には解雇ではなく、自己都合による退職となっています。いずれにしても、トラブルにならないように冷静に相手の今後の活躍や幸せのためには、当院に残るよりも他の新たな職場のほうがよりよいということを根気強くお話ししていくのが必要です。本人も親もこちらの意図をいずれはわかってくれ、最後には了解していただいています。（長崎県・S）

就職先の斡旋

　法的に問題がないか注意する。退職を促す理由がスタッフ間の問題である場合、次の就職先を紹介することもある。（山口県・M）

まとめの処方箋

日頃より注意の記録を残す

　スタッフに関して、「何度指導しても同じ間違いを繰り返す」、「態度に問題がある」など、雇い入れ後に想定外の状態になることは多いと思います。その場合の最終手段として、「減給」や「退職勧奨」が挙げられますが、これらはスタッフにとって不利益となる変更ですので、冷静かつ十分に注意して対処する必要があります。

　減給をしたり、退職を勧奨したりする場合には、確固たる理由が必要です。「何となくこうだから」というのでは、スタッフも納得しません。そのためには、日頃から「間違いや態度について本人に注意した」という記録を、メモなどで残しておくことをお勧めします。また、減給などの基準もあらかじめ決めておくべきでしょう。できればそのスタッフとの面談には1対1ではなく、税理士や社会保険労務士などの第三者も同席させるとよいと思います。また、揉めそうな場合は会話を録音しておくのも1つではないでしょうか。なお、話し合った結果、双方合意のうえの減給の場合は雇用契約書の変更を、そして退職の場合はきちんと本人から退職願を受け取っておくことも重要です。

　一方、スタッフのモチベーションを上げるためには「昇給」も必要です。医院によって方法はさまざまですが、気をつけなければならないのは「毎年定額昇給を必ず行っている」といったケースです。とくに長期勤務者がいる場合は、売上はそれほど変わらないのに人件費は膨らむ一方という状態になりかねません。

　できれば能率給制度を採用するのが理想的ですが、なかなかその基準を決めるのが難しいというときは、まずは役職に応じた月給限度額を決めましょう。そのためにも、給与の相場がどれくらいなのかを把握しておく必要があります。いまはいろいろな業者により、独自調査した給与相場がインターネットで開示されています。また、月給の場合は、その総額を時給に換算してみると金額の妥当性がわかりやすいかもしれません。そして、月給限度額に達したあとは、医院の利益や貢献度に応じて賞与で調整するとよいでしょう。

　さらに医院の経営状態があまりよくない場合は、昇給を見送る決断も必要です。ただし、就業規則に定期定額昇給を規定している場合は、昇給は医院の義務となります。就業規則などのスタッフに関する規程を作成するときは、十分に注意が必要でしょう。

- スタッフ本人に注意したという記録は残すようにし、面談には第三者も同席させる
- 役職に応じた月給限度額を決めておき、昇給でなく賞与で調整するのも1つの手
- 就業規則などの規程作成時には、内容や表現に十分注意する

（鈴木やちよ）

07

スタッフの有給休暇申請

有給休暇は労働者の権利。しかし、少人数制の歯科医院で、スタッフそれぞれが勝手に有給を取得していたのでは、診療に支障を来すこともあります。スタッフが有給休暇を3日連続して申し出た場合、どのように対応しますか？

⚠️ アポイントの調整

労働者の権利と受け入れる

　インフルエンザなどで急に1週間休むこともあり得ますので、経営者としての危機管理能力が問われるところだと思います。有給休暇は労働基準法に定められた労働者の権利であるため、このような申し出をされてもよくあることと受け止め、本人には法に則って休暇を楽しんでもらうようにしています。ただし、他のスタッフや医院に迷惑がかからないよう、申請は3ヵ月前には申し出てもらうようにしています。その対応策としては、アポイントを減らして診療を行う、医院全体で有給休暇として休診する、離職したスタッフや知人に声をかけて臨時に出勤してもらうなどを行っています。（福岡県・T）

スケジュール管理は担当歯科衛生士本人に任せる

　有給休暇の取得はスタッフの権利ですので、比較的自由に取ってもらっています。DH担当制であるので、それぞれアポイントを調整してもらっています。他のスタッフとの兼ね合いもあるので、3日連続で有給を取るスタッフはいませんが、どうしても取得する場合は休診日を含めてならよしとしています。（神奈川県・T）

1ヵ月前からアポイントを調整

　当院では、従業員は歯科衛生士2人と院長である私の3人しかいません。

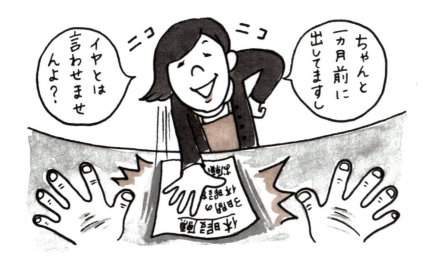

ですから、長期有給休暇は必要最低限１ヵ月前には申告してもらうようにしています。その日のアポイントメントが円滑になるように調整していますので、問題が生じたことはありません。（神奈川県・M）

スタッフ同士で調整させる

１ヵ月前には届け出る

　有給休暇は雇用者の権利ですので、文句を言わずに消化させます。ただ、予約の関係もあるので、最低でも１ヵ月前までには届け出るようにしています。また、有給休暇届を出す前に、他のスタッフと休みが被らないようにスタッフ同士で話し合ってから決めるようにお願いしています。休暇届が出たときは、個人的に休む理由も聞くようにしていますが、このときに院長とスタッフという関係ではなく、友達同士の関係で聞くようにしています。それでもスタッフが足りないなどの問題が出た場合は、医院のアポイントを調節するか、休日を調節するようにします。（滋賀県・K）

スタッフ間で休みが重複しないように

　連休を取る場合はできれば１ヵ月以上前に、スタッフ間でお休みが重複しないように相談したうえで、休暇を申請してもらうようお願いしています。または、事前にこちらの出張などの予定もスケジュールに示し、そこに重ねることで休みやすくしています。（東京都・H）

代替要員の確保

困ったときはお互いさま

当院は出産後のスタッフなど、パートスタッフも積極的に雇っています。これにより、有給休暇に限らず病欠などがあっても、スタッフたちが何とか都合をつけ合ってシフトに穴が開かないように工夫してくれています。非常にありがたいことです。「困ったときはお互いさま」ということを、スタッフたちには繰り返し説明し、理解してもらうように努力しています。(新潟県・W)

パートの就業時間を増やす

連続して有給休暇を取得する場合、あらかじめ早めに連絡してもらい、パートの就業時間を増やすなどにより対応します。(福岡県・S)

その他

休診日に合わせて取得してもらう

自分は自院以外の診療や学会の参加も多く、もともと不定期診療になっており、私の都合で3日間、1週間休みということもあります。当然、スタッフにも休みを合わせてもらっているという部分もありますので、なるべくそこで休みを消費してもらうようにします。(神奈川県・Y)

入職時に有給休暇のルールを伝える

有給休暇は計画的付与を活用し、任意の取得は年間5日間としています。入職時に有給休暇のルールについて、有給休暇の取得が及ぼす影響はよく伝えておきます。そのうえで希望があった場合には患者数調整などで対応し、希望どおりに取得させます。取得させないのは違法であり、仮に我慢させていたとしても、そんな状況ではまともな社員は育たないと考えます。(千葉県・M)

まとめの処方箋

有給休暇取得時のルールを作る

　ギリギリの人数で運営している歯科医院では、連休どころか、有給休暇の取得さえも難しい人員体制ということもあるでしょう。スタッフの都合でアポイントを調整したり、休診にすることにより、収入が減少することに抵抗のある院長もおられるかと思います。少人数で運営している医院では、3日連続の有給休暇の希望があった場合、受け入れるのが難しいでしょう。パートタイマーのスタッフが複数いる医院は、出勤日を増やしてもらえば、なんとか代替要員を確保することができているかもしれません。

　法的には、スタッフが有給休暇を希望した場合、原則として医院は断ることはできません。医院には「時季変更権」という取得時期を変更する権利がありますが、単に人が足りない、アポイントが詰まっている、という理由では拒否することはできない決まりとなっています。とはいえ、スタッフの都合を最優先にしていると診療が成り立たなかったり、患者に多大な迷惑をかける場合もあります。法律上の権利とは別に、医院のルールを決め、皆がルールに則って運用していくのがよいでしょう。

　たとえば、連続して有給休暇を取得する場合には3ヵ月前までに申請すること、他のスタッフとの時期の調整をすることなどのルールを決めておくとよいでしょう。また、他のスタッフがいるから休めるのだということをきちんと理解させ、休みの前後にはきちんとお礼を伝えるように指導しましょう。

　院長も、スタッフを平等に取り扱うように注意しなければなりません。気分で取得の可否が変わったり、そのように誤解されることがあっては不満が出る原因となります。ルールどおりの運用を行うことが重要です。また、管理表を作成し、どのスタッフが何日有給休暇を消化しているなどを把握しておきましょう。

　ある医院では、リフレッシュ休暇と題して3年ごとに連休を取得してもらい、旅行などの余暇を推奨する制度を導入しました。休みに加え、旅行資金を補助したことも好評でした。また、院長が講習会やセミナーなどで休む日があらかじめわかっている場合には、なるべく早くスタッフに伝え、医院が指定する日に有給休暇を取得してもらう「計画的付与」を活用しましょう。

- 連続した有給休暇取得の希望がある場合には、他のスタッフの出勤日を調整して対応するしかない
- 有給休暇の取得時には、周囲への配慮と感謝を忘れないようにスタッフに指導する
- 院長都合で診療を休む日を活用し、計画的に有給休暇を消化してもらう

（森　照雄）

08

勤務医による優秀なスタッフの引き抜き

勤務医が独立することになり、祝福ムードのなか、密かに優秀なスタッフの引き抜きを策していることが発覚。飼い犬に手を噛まれた、ようなもの……。さて、どのように対応しますか？

⚠️ まず話し合う

諭すことを試みる

まず勤務医と話し合い、事実確認をします。法的にそれが問題ないとしても、一般的なモラルとして問題だということを伝えます。また、そういったことをすると、今後開業して雇うスタッフも自分の利得だけで動く人が増えるものであると諭します。ただ、それでも歯科衛生士を引き抜くなら、仕方がないと思います。そもそも、そのような行動をするドクターを雇い、また人間的に成長させられなかった自分の問題だと思います。（神奈川県・I）

真意を確かめる

勤務医と歯科衛生士を個別に呼んで真意を確かめる。真実であれば本人の今後のために道義について説諭するが、無理やりに引き止めてもよい今後には繋がらないので引き止めることはしない。（岡山県・F）

罰則や書面上での拘束を考える

事実を確認のうえで、道徳的な面から話をします。また、社労士さんに相談して何らかの罰則や書面上での拘束を考えます。（福岡県・U）

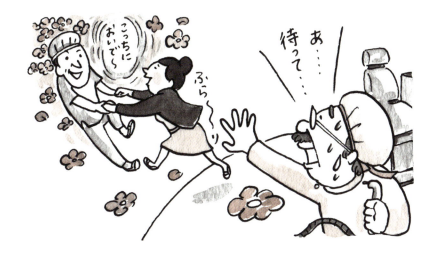

歯科衛生士に直接聞く

ストレートに、本人に確かめます。ただし、歯科衛生士本人が自らの意志で独立する勤務医のもとで働きたいのであれば、仕方がないことなので代わりの方を探します。本人の意思を尊重したいと思います。（広島県・S）

毅然たる対応

去る者追わず

そのようなことは巡り巡って本人も同じ目に遭うと思うし、ついていく歯科衛生士も独立のたいへんさを知らないと思うので、あえて何も言わない。また、別のスタッフが来ることにより、いい空気になることも経験しているので、去る者は追いません。（広島県・S）

深追いしない

深追いしない。ただそのような場合はドクター側のモラル違反として周囲には伝えるが、基本的にそのような行為を行うものは、今後こちらとの交流をしないものとしての行動であると思います。そのような人間を相手にはしません。（東京都・M）

その他

再就職の窓を用意する
　就業規則に抵触している旨を伝えます。しかし、そうはいっても引き抜くのであればどうぞ、という考えです。勤務医への感謝と今後の苦労を考えれば、咎めるようなことはしません。そもそもスタッフも恋愛感情がなければついていかない気がします。仮に引き抜かれてもまた戻ってこれるよう、退職者に対する再就職の窓を開くようにしています。（東京都・S）

引き抜かれる側にも問題があると反省する
　医院によっては勤務医が独立開業する場合、医院から数キロ圏内に開業しないように同意書や、スタッフを引き抜かないように誓約書を書かせたりすると聞きますが、当院ではそのようなことはしていません。新しく開業する歯科医院はお金がないため、しっかりと労務管理も含めた金銭面での条件を提示するのは不可能だと思っています。引き抜かれるのは、引き抜かれるなりの問題点がその医院にあるからだと思います。当院では歯科衛生士やスタッフはありませんが、勤務歯科医師を他の歯科医院に引き抜かれたことがあります。原因は自分の医院に問題があったのだと思っています。（岡山県・N）

雇用時に事前に伝えておく
　よくあることのようですが、雇用時に近くで開業しないことや引き抜きをしないなど、非常識なことはしないことを約束してもらっています。狭い業界ゆえセミナーなどで会う機会も多いので、お互い嫌な思いをしないようにしようと話しています。また、退職してからも良好な関係を築く、あるいは退職してからもそうありたいと思っていただけるようにしています。ただ、法的に問題があるわけでもないので、難しい問題だと思います。（愛知県・M）

プラスに構える
　「自院の診療スタイルが承継されることは喜ばしいこと」と大きく構えます。歯科衛生士が引き抜きに応えた場合、自院にその歯科衛生士を惹きつける魅力がなかったのだと諦めます。（愛知県・S）

まとめの処方箋

信頼関係を構築し、引き抜かれない医院作りを

　独立予定の勤務医による優秀なスタッフの引き抜きが発覚したら、まずは話し合いの場をもつことが一般的です。密かにスタッフを引き抜く行為は一般的に道義に反しますので、引き抜かれた院長としては感情的になることもあるかと思いますが、ここは冷静になって事実確認を行いましょう。院長としては、優秀なスタッフを引き留めたいでしょうが、事実確認の結果、スタッフ自身の意思で独立する勤務医についていくということであれば、スタッフ本人の意思を尊重しましょう。スタッフを説得して自院に留まることになっても、そのスタッフとの関係がぎくしゃくしてしまい、医院運営に支障を来す可能性が高いので、無理に引き留めることはやめましょう。

　またこういった場合、スタッフだけでなく、勤務医が担当している患者もそのまま引き連れていく可能性も高いので、今後の自院の経営状況も考慮して十分に話し合うことも必要です。

　スタッフの引き抜き行為は、大量かついっせいに従業員を引き抜くなど、転職の勧誘の域を超え、社会的相当性を逸脱する程度でないかぎり、損害賠償請求等をすることは難しいでしょう。ですので、今後引き抜きが行われないようにするための対策が必要となってきます。

　たとえば、就業規則の服務規律に在職中の引き抜き行為を禁止する旨を定め、在職中の引き抜き行為を懲戒解雇事由として規定しておくと、引き抜く側の勤務医に対して大きな牽制をかけることができます。また、雇用開始時にスタッフの引き抜きを行わないことを記載した誓約書を交わすことも有効です。

　ただし、こういった就業規則の整備などで対策を行うことよりもさらに重要なのは、「引き抜かれない医院を作ること」です。まずは、院長とスタッフとの間で密にコミュニケーションを図り、信頼関係を構築していきましょう。そのうえで、スタッフの声に耳を傾けてスタッフの就業環境を整えていくことが非常に大切です。そうすれば、独立予定の勤務医からの勧誘があったとしても、スタッフはいまの医院に留まってくれるでしょう。

> - 勤務医によるスタッフの引き抜き行為を法的に訴えることは難しい
> - 引き抜き行為を禁止する旨を定めた就業規則などを整備する
> - スタッフとの信頼関係を構築し、「引き抜かれない医院作り」を！

（上谷友香）

09

スタッフの残業代の削減

経営者にとって、スタッフの残業代は悩ましい問題です。残業時間を少なくし、賃金コストは抑えたいもの。残業代を削減するため、どのような工夫をされていますか？

残業をしないシステム、環境作り

院長が率先して時間を守る

社会人の大切な心得の1つに「時間を守る」があります。まずは、院長がスタッフの手本となって時間を守り、定時に終えるようにすると、残業は発生しなくなると思います。定時に終わる工夫として、次の日に回せる仕事は残して帰る、人手不足のときは臨時のパートやアルバイトの滅菌係を雇用する、残業は許可制にして事前に申請書を出すなどの対策をとっています。残業代とは違いますが、パートの歯科衛生士の場合、予約の患者さんの治療が終わった時点で早退してもらうこともあります。（福岡県・T）

ドクター側が予約時間内での治療終了を目指す

残業をせずにすむような環境づくりに気を配っています。歯科衛生士には、患者さんに渡す資料作りや当日に行ったこと、コメントを記載する時間を含め、患者さんの状況によって個別に診療時間の長さを自分たちで考えてもらっています。また、予約時間内に治療を終えることができるよう、治療スピードと時間を意識するように心がけています。残業のパターンとして、個人のスキルによるものと、院長などのドクターの治療が延びてしまうことによるものがあります。個人のスキルは個人で解決できますが、ドクターの治療に関してはスタッフからみたらトバッチリかもしれません。ドクター側が予約時間内に治療を終えられるように工夫する必要があります。同時に、自分がもし患者さん

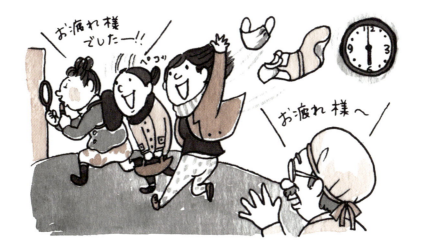

として来院したときに中途半端に治療をされるよりも、しっかりと治療をしてくれたほうが次回の来院に繋がるのではないかというように、心のトレーニングも平行して行っています。(埼玉県・M)

無駄な作業を再確認

　残業を行わないような仕組みを作っています。患者のアポイントの調整は当然ですが、朝の準備、昼の片づけや準備、夜の片づけなどをシステム化し、また必要ない作業の廃止や作業を行う時間帯の変更など、必要な作業のみを効率よく行い、夜の片づけの時間を極力減らすようにしています。働かなければならないと思っているスタッフに限って無駄な動きをしたがるので、「何が無駄か、何が無駄ではないのか」をスタッフとしっかりと話し合い、システム化を進めています。さらに、システムはスタッフではなく、院長が自ら作るようにしています。(滋賀県・K)

残業当番の設定

　スタッフに残業当番を設定し、実際に残業しなければならない状況になったときは、その当番以外は帰るようにしています。歯科衛生士の残業はほとんどが診療の記録によるものですので、ドクターがわかる範囲で診療内容をカルテ上にまとめておき、歯科衛生士が細かい部分のみを記載することで、残業時間を短くなるようにしています。(神奈川県・Y)

アポイントの調整

予約時間の遵守

　アポイントのずれの積み重ねが残業に繋がるため、患者さんの予約時間を守るようにしています。患者さんが早く来院された場合は早く診るように心がけ、新患や急患も電話予約のみにし、飛び込みの患者さんは診ないようにしています。また、30分前から終業に向けて必要な業務を始めることで、終業からほぼ10分以内にスタッフは帰宅できています。(神奈川県・T)

夕方のアポイントは詰め込まない

　残業になりにくいアポイントにしています。パートのスタッフが17時以降に帰るとマンパワーは小さくなりますので、いまいるスタッフでできることを行っています。夕方のアポイントは詰め込まない、スタッフがなるべく定時で帰れるようなシステムにする、タイムカードはバックヤードではなく受付などの見えるところに設置するようにしています。(秋田県・S)

事前に診療ができない場合があると、通知する

　最終予約の患者さんには、遅刻されると治療ができなくなる場合もある旨をお伝えしたうえで予約をとってもらい、なるべく終業時間後にずれ込まないよう配慮しています。(東京都・H)

手当・残業代を支給する

残業代の代わりに「お疲さま手当」

　当院は残業時間が少なく、またスタッフ数が多く残業時間の管理も煩雑なため、スタッフと合意のうえで残業代は出していません。その代わり、患者数が多かった日には「お疲れさま手当」として、一回数百円〜数千円まで（スタッフの能力による）の特別なボーナスを支給しています。現在はほぼすべての診療日で、その手当の支給対象となるくらいの患者さんが来院されるので、普通に残業代を支払うよりも多い賃金となっています。ですから、残業代の削減という質問にはお答えできませんが、このやり方ですと、（労働時間にかかわらず）患者数が多いほど賃金が上

昇するため、スタッフのモチベーションと医院収入の両方が上げる効果が見込めます。さらに、お疲れさま手当は労働時間に関係なく支給されますので、スタッフに長時間労働のメリットはなく、早く帰ろうという意識が強まって残業時間も短くなります。（新潟県・W）

独自の評価基準を設ける

　通常の片づけなどに必要な時間（あらかじめ時間を規定しておく）は除き、残って何か行う場合は届け出を出させるようにしています。ひと手間を挟むことで無駄な残業が減りますし、必要な残業でも、それが人件費として影響していることを意識づけできます。正社員として雇用する際に、パートとの違いや仕事観についてよく話し、残業代で稼ぐスタッフになるのでなく、よい仕事をして早く切り上げ、成果報酬（独自の評価基準を設け、ボーナスを固定にしていない）をとってほしいと伝えています。（千葉県・M）

残業はあるものとして求人を出す

　基本的に残業はあるものとして求人を出しています。そして、総支給額のなかに残業代を計上したうえでの給与額にしています。（沖縄県・S）

その他

残業が嫌い

　当院には残業がないため、残業代も発生しません。残業がない最大の理由は、私が残業することが嫌いだからです。帰りが遅いと、単純に疲れが残り、次の日の診療に影響を及ぼします。（神奈川県・M）

院長も手伝う

　診療終了後、スタッフが早く帰れるように片づけを手伝ったり、石膏を流したりしています。（大阪府・S）

残業を見込んで週の労働時間を減らす

　シフト制のため、残業を見込んで週の労働時間をあらかじめ減らしています。（三重県・H）

まとめの処方箋

スタッフへの意識改革を徹底する

　一般的な歯科医院の取り組みとしてまず挙げられるのは、残業の事前許可制です。残業を行う際は、残業を行う理由・残業予定時間などを事前に院長に伝える仕組みを作ることで、無駄な残業をなくすことができます。また、残業代の定額支給もよく行う手法です。たとえば、月額20万円の給与でスタッフを採用しようとする場合、「基本給20万円」とすると、20万円と別に残業代を支払う必要があります。そこで、20万円のうち18万円を基本給とし、2万円を何時間分かの定額残業代として支払えば、残業代を大きく削減できます。

　ただし、このような制度を運用する前提として、スタッフへ「効率的に業務に取り組むことの重要性」を意識づけることが必要です。たとえば、月1回院長とスタッフ全員で業務内容を見直す機会を作り、無駄な作業がないか、もっと効率化できないかなどを議論することで業務が改善し、さらにスタッフの意識改革にも繋がるはずです。

　なお、前述した残業代の定額支給には、いくつかの注意点があります。まず、新規採用者については特段問題はありませんが、残業代定額制導入前から勤務しているスタッフについては、給与総額（上記の例だと20万円）のなかに一定時間の残業代を含めるとするため、労働条件の不利益変更となって注意が必要です。また、減額された基本給が最低賃金を下回らないようにしなければなりません。

　たとえば、最低賃金が時給900円、月の所定労働時間が160時間の場合、900円×160時間＝144,000円以上になるよう、基本給を設定しなければなりません。さらに、定額残業代相当を超過する残業時間が発生した場合、その超過分に相当する残業代を追加で支払う必要がありますので、制度運営には十分に配慮してください。

　その他の対策として、賞与を査定するうえで残業時間を考慮することも挙げられます。残業時間の短い人は「仕事の効率がよい」と判断し、残業時間の長い人よりも賞与査定を上げれば、スタッフのモチベーションも上がり、さらに効率を意識して仕事に取り組んでくれるでしょう。

- 賃金制度構築の前に、まずはスタッフの意識改革を！
- 「残業は悪」という意識を植えつけたうえで、事前許可制・残業代定額制などの制度を導入する
- 残業時間削減→従業員満足度アップ→患者満足度アップという正のスパイラルにもち込むことを意識する

（上谷友香）

第 2 章

経営

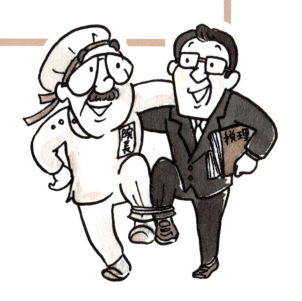

10

スタッフ間でのトラブル

スタッフ間でのイジメや派閥が発生したり、恋愛が発覚した場合、院内のコミュニケーションが停滞するケースも、残念ながら耳にします。スタッフに対してどのような態度をとればよいのでしょうか？

話しやすい環境づくり

普段から気楽に会話を交わせる雰囲気に

　恋愛の場合は、業務に支障がなければまったく問題なしです。イジメや派閥は、往々にして医院全体の環境に左右されるので、普段からお互い気楽に会話を交わせるような雰囲気作りが重要です。とくに公正な目で、皆を評価することに努めています。実際にイジメが発生したら、大人の対応を教育すると同時に、精神的に追い込まれているようなスタッフがいれば、心療内科の受診なども考慮し、早めに対応しています。スタッフ皆で、あるいは個々に話し合い、原因の究明、責任の所在を明確にしたうえで再発防止に心がけています。仕事をするうえで、人間関係でストレスを感じないようにするにはどうすればよいかを考え、問題となるスタッフの解雇も1つの選択肢になると思います。（三重県・S）

スタッフの人間関係に注意している

　院長として、スタッフの人間関係にはとくに注意しています。「何かあるな」と感じたときは、当事者たちにはいつもより話しやすい環境を作るようにしています。以前は交換ノートを作っていましたが、いまはLINEがその代わりになっています。（愛知県・S）

定期的な個人面談の実施

　毎月給料日に20～30分ほど個人面談をしている。とにかく気持ちを溜め

ずに早めに伝えてほしいことを常日頃から言っており、事が大きくなる前に対処するようにしている。(広島県・S)

当事者から話を聞く

自分自身の行動を客観的に振り返らせる

イジメや派閥は、院長が人間関係問題を面倒くさがって放置した際に発生しやすいと思っています。院長が人の好き嫌いを出さず、わけ隔てなく声をかけるのがまずは大切だと思います。それでも起こるなら、それらを仕切っているスタッフを呼んで話し合います。やってるほうは悪気の自覚がないケースも多々ありますので、自分自身の行動を客観的に振り返らせることが必要だと思います。また、そのうえで院長としての考えを伝えます。そして最後に、「自覚していないかもしれないが、あなたの人生においてもったいないことだよ」と伝えます。(神奈川県・I)

双方のクッション役になる

イジメや派閥に関しては、双方の言い分を聞いてどちらも歩み寄れるようにクッションになってあげています。また、原因があるはずなのでよく聞いて直すように説明する、あるいは傷つかないように本人に伝えて直すように促しています。恋愛に関しては、雇用時にそのようなことがあるとチームとしてうまくいかなくなるので避けるように説明しています。(愛知県・M)

その他

警告・懲戒・解雇などの処置をとる

イジメや派閥ができないように普段から気をつけている。病院の風紀を乱す行為に関しては、警告・懲戒・解雇などの処置をとる。結婚に繋がる恋愛は見守るが、あきらかに遊びの場合や他のスタッフへの影響が出る場合は退職を促す。(東京都・M)

自分たちで解決してほしい

イジメや派閥に関しては、基本的には自分たちで解決してほしいので介入しません。ただし、仕事に支障を来すほどの場合には、事情を聞いて解決に導

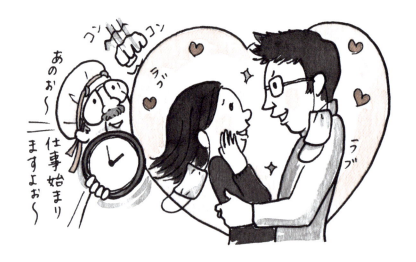

けるよう考えます。恋愛に関しては、私も含めてスタッフ全員女性ですので経験はないのですが、今後そのようなことがあった場合は、やはり基本的には恋愛は自由だと考えますので、介入するつもりはありません。しかし、そのせいでクリニックの風紀を乱すことがあれば注意勧告します。(広島県・S)

過去にあったケースを話す

基本的に、院内での恋愛やセクハラ、パワハラを禁じています。男性歯科医師が若い女性スタッフの肩に触れたり、頭を触ったり、狭い廊下ですれ違い時に女性スタッフの体に当たることも厳重に禁じています。また過去に、勤務医師と歯科衛生士の恋愛は何件かあったのですが、2人が別れたとたん、どちらかが急に退職して困った経験があり、その事例をスタッフに素直に話しています。若いスタッフから、ベテランスタッフの少し厳しめの指導をイジメやパワハラと指摘されることもあり、苦慮しています。(岡山県・N)

お局への対応

別に恋愛は咎めませんが、仕事に支障が出る場合は注意が必要です。イジメや派閥もそうですが、実際長く勤めるとどうしてもお局化するスタッフが現れ、その後のスタッフがお局に意見を言えなくなる傾向が出ます。その場合、お局をパワハラにならない程度に無視し、他のスタッフを重宝することで、影響力の低下、さらには退職を決断させることができると考えます。(福島県・W)

まとめの処方箋

就業規則に服務規程を定めておく

　院内でイジメや派閥が生じた場合、そのままにしておくとスタッフ間の情報共有や連携がスムーズにいかず、診療に支障を来す可能性があります。また、そのような雰囲気が患者さんに伝わると医院のイメージも悪くなりますので、発覚したときは早急に対応するようにしましょう。まずは当事者から話を聞き、事実確認をしたあと、解決に向けて話し合うようにしてください。派閥がある場合には、中心人物を見極め、どういった状態かを事前に把握しておくことも重要です。それでも改善されないときは、問題のスタッフを解雇することも考えなければなりませんが、協調性がないという理由だけで解雇するのは難しいのでご注意ください。

　解雇には、あらかじめ就業規則に服務規程（スタッフが守るべきルール）を定めておき、それに違反しているということが前提となります。服務規程には、イジメやその他のどういった行為がパワハラ・セクハラに該当するのか、パワハラ・セクハラの禁止について記載し、違反した場合は解雇理由になることを説明しておきましょう。就業規則の説明は、イジメや派閥を予防するという意味でも重要になりますので、院内でしっかりと周知しておいてください。予防策として、話しやすい環境作りも大切です。普段のコミュニケーションの他、何かあればいつでも相談に乗るという姿勢を見せるようにしましょう。イジメや派閥が発覚しても見て見ぬふりをする先生もいるかもしれませんが、放置・黙認してしまうと、安全配慮義務を怠ったとして訴えられる可能性があります。できるかぎり対応するよう心がけてください。

　院内での恋愛については、イジメや派閥とは性質が異なり、院内に悪影響があるとは限りませんが、診療に支障が出るようなら注意喚起が必要となりますので、支障の有無を見極めるようにしてください。もし支障があれば、同じ職場で働く以上、周囲への配慮を促すようにしましょう。もし、どちらか一方が既婚者である場合は、後々トラブルになる可能性もあります。あらかじめ就業規則によって予防することが得策ではないでしょうか。該当するケースを細かく規定することは不可能ですので、「院内の風紀を著しく乱す行為を禁止する」という文言を服務規程に織り込み、対応するようにしましょう。

- 問題が生じたら見て見ぬふりをせず、解決に導くよう真摯に対応する
- スタッフとコミュニケーションを図り、派閥やイジメやが生じない環境を作る
- 就業規則にパワハラ・セクハラに関する服務規程を定め、院内での周知徹底を行う

（竹本彰久）

11

消極的なスタッフの能力アップ

スタッフの成長は医院の生命線。帰りが遅くなる、休日出勤になるからと院内の勉強会や外部セミナーへの参加を嫌がるスタッフを、その気にさせる工夫はありますか？

自主性に任せる

院内勉強会は診療時間内に

基本的に自主性に任せているので、出席を嫌がるセミナーや勉強会には無理矢理参加させることはしない。そういうこともあるので、院内の勉強会は診療時間を削り、診療時間内に行っている。どうしても行かせたい外部セミナーがあれば、その必要性と魅力を伝え、参加費は医院側が払う。(埼玉県・S)

常に知識のアップデートをするのは医療人の務め

セミナーや勉強会はあくまでも自主性に任せているので、個別にアプローチするような試みはしていません。ただ、朝礼などで医療に携わる以上は常に知識をアップデートするのが必須だと言い続け、勉強するのが当然という雰囲気を作るよう努力しています。(高知県・M)

ランチをしながらミーティング

基本的に残業を認めず、診療も定時で終わるよう心がけておりますので、帰りが遅くなることはありません。院内勉強会は水曜日の昼食時にランチをしながらミーティングしております。外部セミナーはこちらから行かせることはせず、スタッフ側から行きたいという申請があったら行かせるようにしております。(福岡県・S)

勉強したくなる環境作り

参加費、交通費などはスタッフへの投資

セミナーに行くのは当たり前という雰囲気を作る。その代わり、セミナー代や交通費、食事代などはスタッフへの投資として、すべて医院で負担する。基本給プラス歩合にし、頑張れば報われる仕組みを作る。ただ、主婦の方もいるので無理強いはせず、行きたい人が行けるようにすればよいと思う。（神奈川県・T）

仕事への意識を改善させる

まず、仕事への意識が改善するようなセミナーに参加してもらいます。そのあとで実務的なセミナーや勉強会への参加をお願いします。院長としては、毎月の個別ミーティングなどで、そのスタッフの仕事ぶりに満足していなくても仕事ぶりを褒めて感謝し、さらに高みを目指してもらうよう促します。人は、自分から学びたいと思ったときしか、学びによる喜びを得られないと思います。嫌々勉強してもらっても身につきませんし、長期的だとむしろ仕事のパフォーマンスは下がると思います。あくまでもモチベーションを上げるのが先で、勉強してもらうのはそのあとです（新潟県・W）

受講を勧める

期待を込めている旨を伝える

個別に参加してほしい理由、参加することでこうなってほしいというような期待、あなたに頼みたいということを伝え、参加は自由意志で決めてもらっています。セミナーの参加費や休日出勤などの給料や交通費などは、事前に解決する必要があると思っています。当院では規定を作成して明記しています。（埼玉県・M）

スタッフに必要なセミナーを院長が厳選する

セミナー受講に関しては、スタッフが参加を希望するか尋ねます。スタッフが院内勉強会や外部セミナーを嫌がることはないですが、本当にスタッフにとって必要な内容のセミナーを、院長が厳選すべきと考えます。どんな内容の

セミナーに対し興味があるかなどを、スタッフにリサーチしたうえで、セミナーを勧めることを心がけています。（神奈川県・M）

その他

無理やり行かせるのは逆効果

　私は、行きたくないスタッフにわざわざ休日に無理やり行かせるのは、逆効果と考えます。トップの院長が動じず信念をもって経営していれば、時間とともに院長の考えに合ったスタッフがついてくるでしょう。私も、代診時代に尊敬できない院長から休日に勉強会に誘われ、まったく乗り気がしませんでした。しかし、尊敬できる院長から誘われれば、無理してでも参加したいと思いました。人間なんてそんなものでないでしょうか？　院長が変われば、スタッフも変わるということです。（三重県・H）

採用時にセミナーへの参加を告げる

　最も大切なことは、勉強会やセミナーのよさを伝えること、楽しんでいる姿を見せることだと思います。そのうえで当院では、スタッフに企画・実行してもらうようにしています。勉強会やセミナーに関しては採用時に告げ、やる気のあるスタッフを採用し、嫌がるようなスタッフは採用しないことです。そもそも、採用8割・育成2割といわれるように採用に力を注ぐことが大切で、採用後に工夫してその気にさせようとしても難しいものです。医院指定のセミナーへの出席には、手当てを出すこと、代休を与えることなどは当然ですし、診療後に院内勉強会を行おうとすると嫌がられるので、診療時間を削って勤務時間内に行うことも必要です。（福岡県・T）

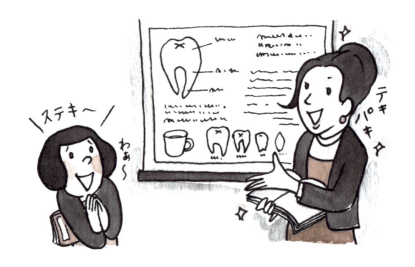

まとめの処方箋

スタッフの自主性と成長意欲を伸ばす

　セミナー費用を全額医院負担にしても、なかなかスタッフがセミナーに行かない、という相談を受けます。スタッフのなかには必要以上の勤務を好まない、あるいはあまり成長意欲を感じられない人はいますし、そんなスタッフに対して自己啓発を勧めるのは難しいかと思います。たとえば、人事考課の評価項目として「外部セミナー出席：年間●件」と設定するように、半ば強制的にセミナーに出席させるような方法もよく聞きます。

　この方法でセミナー出席を勧めるのは問題ないですが、せっかく出席するならば意欲をもってほしいところです。そのために、まずは、なぜセミナー出席が必要なのかを理解してもらわなければなりません。スタッフ自身の強みや弱みを理解したうえで、成長に何が必要かを見出し、それを伸ばすあるいは克服するためにはどんなセミナーに出席すべきか、を考えさせるのです。これをするには、単に評価項目に加えるだけではなく、スタッフとの面談を通して、そこまで一緒に考えてあげることが必要です。

　医院指示のもとでセミナーに出席する場合、その時間は労働時間にあたります。よって、通常業務以外で出席する場合、法定時間を超える部分は時間外労働として割増賃金を支給する必要がありますのでご注意ください。一方で、自由参加や自主的に出席するセミナーに関しては、労働時間とされません。ただし、この場合でも、不参加が本人の昇給や評価に影響を及ぼすようなことがあれば、労働時間とみなされますので注意が必要です。

　このようにスタッフの成長や医院のコストを考えると、理想はスタッフが自主的にセミナーへ出席することではないでしょうか。この自主性を育むために、医院としてもサポートする必要があります。周囲のスタッフがセミナーや勉強会に積極的な環境であれば、自然とセミナー出席への抵抗も薄れるでしょうから、まずは院内で全員参加の勉強会が定期的に行われている環境を作りましょう。その際、年間スケジュールとテーマを決めておきます。そして、勉強会後に自由参加のディスカッションの時間を設けることで、スタッフの自主性と成長意欲を伸ばすことができます。なお、この勉強会の開催日は、診療時間を1時間縮めて時間拘束を減らすなど、医院としても協力している姿勢を見せると、スタッフの理解も得やすくなるのではないでしょうか。

- セミナー出席を勧める場合、スタッフの自己分析を行い、必要性を理解してもらう
- 院長指示のセミナー出席は労働時間にあたり、給与の支払いが必要
- 医院も協力し、スタッフの自主性を育む環境を作る

（神木孝太郎）

12

過剰な設備投資の見直し

過剰な設備投資をしたものの、なかなか活用できていないと、当然ながら経営が危うくなります。資金繰りを考慮しながら、見直すポイントはありますか？

現状を見直す

診療システムの見直しを検討

活用できる治療があまりないのか、設備投資に合った診療システムに改変できず、時間がないなどの理由で活用できていないのかなどを再評価します。そして、活用できるようにするためには何が必要であるかを医院全体で共有し、もし無理な状況であるならば、診療システムを見直すことも検討します。（福島県・I）

活用できない要因を書き出し、分析する

まず、導入した院長自身が何のために設備投資したのかが明確で、環境が整っているにもかかわらず活用できていないのか、いまの医院に必要のないものを買ってしまったかで大きな違いがあります。後者であれば、今年度の経費が余り、税金を支払うくらいなら投資しようと考えて購入したもので、活用する気持ちが薄いのであれば、そこをまず改善すべきです。

深刻なのは、起死回生を狙い、ギリギリの資金繰りで投資したものの、活用できていない場合です。対象とする患者さんがいない→集患のためのマーケティングを行うも、スタッフに導入の意図が伝わっていない→意図を伝えても技術的に難しいようであれば、指導して成長を見守り、定着するまで少し我慢する。院長自身が何のためにやっているかがわからない→なんとなく、投資をすれば活用できるだろうと安易な考えで投資をしてしまうこともあります。また、出入りの業者から投資をもちかけられ、断ることができずにズルズルと投

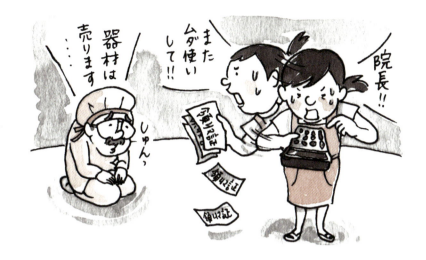

資を繰り返してしまう場合は、業者を変更するなど、本当に必要かを検討していく。

　院内システムの不備がある→うまくできていない部分をスタッフと話し合って改善を図る。原因はシンプルなところにあるかもしれません。壁にぶつかったときは、要因を書き出し、何がどうなっているのか原因を分析し、1つずつ見直していく必要があると思います。（愛知県・I）

説明不足を認識する

　見直すポイントとしては、正しく活用することでどのようになるのかという説明が不足していると認識する。そのなかで、改めて「なぜ導入したのか」と再度構築を図り、同僚たちにも「なぜ」を伝え、協力を仰ぐ時間を作る。（北海道・A）

⚠️活用の幅を広げる

患者自身のデンタルIQを上げていく

　活用できていないのであれば、講習会や実習などで知識や技術の幅を増やします。また、患者との会話のなかで患者自身のデンタルIQを徐々に上げていき、活用できる幅をゆっくりと増やしていくと思います。ただ、難しいことは考えずに、簡単で効果があることを押し出し、その後のことは伸びてきてから考えたらよいと思います。（東京都・N）

他院に見学に行く

　同じ設備をうまく運用されている医院に見学に行き、モデリングすることを意識しています。しかし、当院にフィットしない場合、売却できないか検討する勇気も大事ではないかと考えます。（大阪府・F）

その他

患者との信頼関係の構築に役立つ

　当院では、すべての患者さんにより精密な歯科治療を提供するためにマイクロスコープを使用していますが、別途料金はいただいておりません。患者さんとの信頼関係の構築や、保険外診療のコンサルにも繋げやすく、有効だと思っています。CTは保険を適用し、保険が適用されない場合は保険外料金をいただいています。ただし、将来的に質問のように見直す機会が来たら、CT・セファロについてもマイクロスコープと同じように活用を検討する可能性もあります。（東京都・W）

ディーラーを介して購入希望者を探してもらう

　基本的に、導入時にしっかり採算をとるように考えるべきですが、ディーラーを介して器材を購入したい先生を探してもらうことも可能ではないでしょうか。もしくは、使わない理由がスタッフの問題（面倒、わからないなど）なら、使い方を含め、みんなでシェアしてもよいかもしれません。（熊本県・U）

活用できないときは売却

　売り上げに直結する設備投資と、安全性などのために行った設備投資（診断機器など）は分けて考えています。売り上げ向上のための設備投資が活用できない場合は、売却を考えます。（静岡県・K）

設備投資の購入をスタッフに委ねる

　やはり、設備投資をする前に本当に必要かを熟考するべきでしょう。その決断をスタッフにも委ねることも、その後の活用に影響するようです。有効なのに使っていない設備や器具・機材があれば、有用性の認識を共有し、目立つところに配置して積極的に使用します。（東京都・K）

まとめの処方箋

費用対効果と投資額の回収目途を試算する

　「機器が古くなったから」、「増患対策として」、「より効率的な治療ができるから」、「節税目的で」など、設備投資をする理由はさまざまですが、どの先生方も大きな出費が伴うものなので、それなりに苦慮されていることと思います。しかし、なかにはいざ購入してみたものの、実はあまり活用できていないということもあるかもしれません。その場合は、何のために設備投資をしたのか、活用できていないのはなぜかを改めて考えてみましょう。せっかく投資をしたのですから、まずは何とか活用できる状況に改善することが先決です。たとえば、増患を期待してある機器を導入したものの、その対象患者が思ったほど来ないといったような場合は、スタッフも含めた医院全体で集患のための戦略を考えるのもよいのではないでしょうか。

　設備投資の際のポイントとしては、2つあります。1つめは費用対効果を考えることで、かけた費用に対してどれくらいの効果があるかです。それが売上アップやコスト削減などの利益に繋がる効果を望む場合もありますし、時間短縮やストレス解消などの内面的な効果を重要視する場合もあると思います。いずれにせよ、結果的に「費用＜効果」でなければ意味がありません。

　そして、2つめのポイントとしては、投資した金額はどれくらいの期間で回収できるのかを把握しておくことです。たとえばチェアーを購入した場合、その支出金額を取り戻すために何人の患者増加が必要かを試算してから購入するといったことです。

　この2つは、あまり活用できていない設備に対しても、改めて考えてみるべきでしょう。その結果、どう考えても「費用＞効果」であったり、投資金額を回収する目途が立たないといったような場合には、売却を考えるのも1つではないでしょうか。できれば、値下がりする前に売却するとよいですね。また、機器によってはレンタルできるものもありますので、コストのかかる「購入」や「リース」ではなく、「レンタル」という形式を検討するのも、過剰な設備投資の防止に繋がります。

- 改めて、設備投資をした理由やなぜ活用できていないのかを見直し、活用できる状況に改善する
- 設備を投資する決断の前に、その費用対効果と投資額の回収目途を試算する
- 有用でない場合は、売却を決断するのも1つの方法である

（鈴木やちよ）

13

税理士・経営コンサルタントの選び方や付き合い方

節税や経営面の専門家のアドバイスは心強いもの。親身になってくれる税理士や経営コンサルタントの選び方、付き合い方で心がけていることはありますか？

人柄を重視する

顧問先から評判を聞く

　まずは、人間として信頼できるかどうかです。その税理士や経営コンサルタントの先生を取り巻く顔ぶれや、言動、顔つきなどで判断します。また、過去・現在の顧問先がすでにあるわけですから、そのなかに知り合いの歯科医師の先生がいれば、相手の迷惑も顧みず、電話やメールでどんな方なのかを事前によく聞いて判断します。通常は長い付き合いになるので、慎重に事を進めます。もちろん信頼関係はお互いのものですので、こちらも決していろいろな意味で相手を裏切らないように、がっかりさせないように行動や発言には気をつけます。（岡山県・N）

細かい気遣いができるかを注視

　税理士・経営コンサルタントなどを判断する際には、まずは調子のいい人は信用しない。税理士、公認会計士との面談中にスタッフが入室した場合、話を止めるなどの細かい気遣いができる方を選ぶ。派手な生活は見せない。お中元・お歳暮時には必ず贈答品を送る。（東京都・M）

考え方が近い。相談しやすい

　長いお付き合いになり、個人的な内容まで相談することが多いので、できれば年齢が近く、辞めるときまで一緒に歩んでいただけそうな方がよいのではないかと思います。また、お話をしていて考え方が近い方、相談しやすい方に

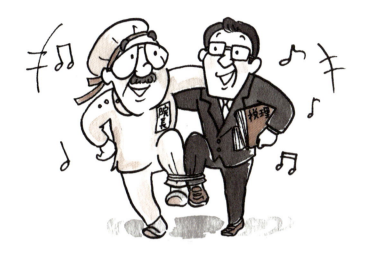

お願いしたいです。他院の噂話の多い方は、当院も他所で言われる可能性が高いので、できれば避けたいです。私はたまたま開業前に条件に合う方が見つかり、現在まで問題なくお付き合いができており、ありがたいです。（愛知県・M）

仕事の内容で判断

気づきを与えてくれるかどうか

　自分のビジョンを理解して共有してくれること、そのうえで第三者の目線で自分に気づきを与えてくれると話が盛り上がります。仕事の本質とは知識創造で、長く人の心に残るサービスを提供したいと考えています。そこを理解せずに、経営コンサルタントの方から「話のテクニックで顧客（歯科医師、患者）を説得し、商品（サービス）を買わせてやろう」、「無意識に顧客を自由に操ろう」という傲慢さを感じると、気持ちは冷めてしまう。（東京都・S）

仕事の質、姿勢を見極める

　親身になって仕事をしてくれるか、仕事の速さと正確さ、自分との相性、時間や約束を守れるかなどで選びます。年下であっても敬意をもって謙虚に対応するよう心がけています。（福岡県・U）

価格よりもパフォーマンス

　顧問料が安いからという理由では選ばない。一般的な価格より高くても、パフォーマンスが高い方に依頼するようにしています。（長崎県・T）

知人の紹介

積極的に活用
選び方としては、知人からの紹介が最も確実だと思います。向こうからの提案を待っているだけでなく、現状の報告や相談に、積極的にこちらから足を運んで話をするように心がけています。(東京都・S)

紹介元との義理があるので……
紹介してもらった会計士と仕事をしています。紹介元との関係やプレッシャーから、こちらへの対応が悪くなったことはあまりありません。(神奈川県・M)

その他

経営コンサルタントは必要ない
経営コンサルタントは基本的に必要ない気がします。経営セミナーなどで知識を吸収すれば、自分で何事もできます。ただし、自分一人で行動できない人にはよいと思います。もし経営コンサルタントをつけるなら、実績があり、医院規模に対するコンサルフィーが適正かどうかを考えるとよいと思います。月の利益が70万円で、経営コンサルタント代が30万円では高すぎます。また、雇う前に自分が何を達成したいのかを明確にするのが最も大切です。レセプトを増やしたいのか？　地域でのブランディング化をしたいのか？　メインテナンスを増やしたいのか？　スタッフの安定を図りたいのか？　自費率を高めたいのか？　その目標を決めることがまずは重要です。(神奈川県・I)

部分的に業務を委託する
勤労時間の集計、給与計算などは、IT化によりかなり短時間ですむようになるので、書類の作成や提出などの業務に限って依頼すべきと思います。税理士や経営コンサルタントがどのようにして報酬を得ているかを知れば、自ずと選定はできると思います。歯科業者、雑誌、パンフレット、一般書籍で、ほとんどの必要な情報や知識は得られると思います。(東京都・F)

まとめの処方箋

実績内容で人を選び、密にコミュニケーションを

アンケートにはいろいろな回答があり、私たちにとっても興味深い内容でした。

勤務医のころには、税理士と話をしたり仕事上で付き合うことはほとんどないと思います。開業する際に、先輩の歯科医師や取引業者から紹介されるケースが多いでしょう。経営セミナーや会食などに参加して、税理士がどんな仕事をしてくれるのかを知っておくとよいかもしれません。

税理士やコンサルタントとの付き合いで心がけていただきたいのは、「任せきりにせず、コミュニケーションをとること」でしょう。税理士やコンサルタントは医院に常駐しているわけではありませんので、何が課題でその解決策が何かということは、院長と話をしないとわかりません。経営に関する数字は、書類などを確認すればわかりますが、そうなったプロセスまでは読み取れません。また、院長が思い描く働き方や医院の理想像も、話をして初めて理解してもらえることです。

とくに、「もっと提案してほしいのに……」と思う場合には、まずは話をする時間を設けてはいかがでしょうか。

反対に、コンサルタントへ任せてはいけない領域もあります。人事や給料については、決定権が院長にあることをスタッフに示さねばなりません。あくまでも医院の経営者は院長であって、コンサルタントではありません。税理士やコンサルタントからスタッフに専門的な説明をしたり、第三者としてスタッフからヒアリングをすることはよいと思いますが、雇用や給料に関することは、院長が直接やり取りするべきでしょう。

税理士やコンサルタントを選ぶ際に最も重要なことは、「その人が医院のことを真剣に、一緒に考えてくれるか」です。大規模で過去に実績がある事務所でも、実際に顔を合わす担当者が院長のために尽くしてくれなければ、医院への貢献は限定的なものになってしまいます。

実績や経験として重視できるのは、業績が低迷していた医院が成長していった事例や、V字回復した事例を知っているなど、院長と一緒に汗をかいた経験だと思います。事業承継についても同様のことがいえます。医院の代替わりや相続について、知識が豊富であるだけでなく、親と子の両方の立場で携わった経験のある税理士に相談されるのがよいでしょう。

- コミュニケーションをとって院長の考えていることを伝える
- コンサルタントはあくまでも助言者。経営は院長が行う
- 医院のことを真剣に考えてくれる人を選ぶ

（森 照雄）

14

移転開業の判断基準

市内で家賃の高いテナント開業（一応順調）しているが、約3km離れたところに一戸建ての診療所の新築話があった場合、現在のテナント開業の続行か、一戸建てに移転するか、判断する決定打はありますか？

⚠️ 既存の患者が通い続けられるか

交通機関など移転先の環境をチェック

現テナントの患者さんが移転をしても、通うことができる公共機関とのアクセス、駐車場があるか、そして現在のテナントと比べてどのような層が居住している地区で、自分たちがターゲットとしている患者層が多くいるのか、さらに、現テナントの支払状況（借入）も含めて判断をすると思います。（北海道・A）

3km離れると、患者も離れる

少なくとも3km離れてしまうと既存の患者が通うのは難しいと思われます。戸建ての診療所の立地条件次第にもよりますが、現在地で開業を続行するのではないかと思います。（神奈川県・H）

既存の患者が最優先

現在のテナントで開業を続行します。メインテナンス、経過観察を前提とした治療を行っているので、より多くの既存の患者さんに通院していただきたいので続行を判断します。（東京都・W）

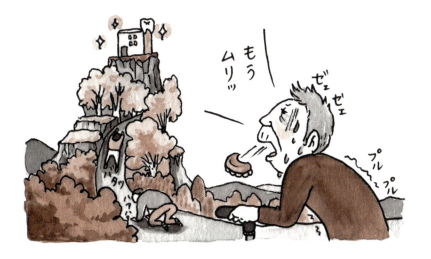

⚠️ いまより環境がよくなるかどうかを見極める

経済面、臨床面の変化をよく考える

　移転先の環境のよさ、気持ちよく仕事ができそうかどうかをよく考えることです。テナントで続けるのと移転することを比較し、借金の返済と月々の支払いがどの程度変化するのかを確かめます。いまやっている（理想としている）治療は、移転後も同じレベルかそれ以上でできそうか。現在来てくれている患者さんのなかで、移転後も継続して来てくれる患者さんはどの程度いそうか、といったことが判断基準となりそうです。（静岡県・K）

分院というかたちも考慮

　残債、運転資金の状況、融資先の選定、借り入れの期間、チェアーの増設など、移転によって売り上げアップを見込めるのであれば"アリ"ですが、近隣に分院というかたちのほうが費用対効果がよい可能性もあると考えます。（大阪府・F）

テナントでやりたいことが実現できているか

　考えるべきポイントの1つは、いまの家賃と移転後の返済とのバランス。もう1つは現在のテナントでやりたいことができているか？　移転したほうがやりたい治療ができるのか？　だと思います。（愛知県・M）

その他

早く移転すべき
　私の開業地はまさにそのような条件の場所です。いまの時代、賃貸よりも自己所有の一戸建てに価値があると思います。一刻も早く移転すべきと考えます。ただ、その物件のポテンシャルがありますので、患者さんにとって目立つ場所であるか、通いたくなる医院になり得るか、目の前の道は片側一車線で交通量はどうか、スタッフは通いやすいか、駅は近くにあるか、地域をリードする歯科医院にふさわしいか、周りに同じような立地、規模の医院はあるか、歯科医師自身が技術的に優れているかなど、多くの要因があります。自分の理想とする医院に、将来的にできるかを実際に見に行き、直感的に「できる」と感じられれば、決定打になり得るのではないかと思います。（愛知県・I）

スタッフの人員・システムが整っている時期かどうか
　院内システムをしっかり構築していれば、どこで開業してもある程度大丈夫かと思い、スタッフとともに頑張っています。当院も移転を考えていますが、その基盤が（人員・システム）整っている時期かどうかで、移転するかの決断をすると思います。ちなみに現在は歯科医院の密集地域で、周りの先生方も学術分野でも頑張っていらっしゃる方が多いので、よほど近隣で広さが確保できなければ見合わせています。（熊本県・U）

強い思いが院長にあるならば
　院長自身の移転に対する強い思いと自信があれば（無理な借金は別として）移転すべきです。（福島県・I）

現在の医院の状態でメリットがあるほうを
　現在の医院の状態でどちらが得なのかを考える。それぞれメリットがあるので、家賃と借金返済額や広さなどによるのでは？（福岡県・H）

まとめの処方箋

メリット・デメリットを慎重に検討する

　医院の移転については、慎重に検討する必要があります。まず、今回の例ですと、現在の医院から3km離れた場所にあるということですので、既存の患者が引き続き通うのは難しいでしょう。一般的に既存の患者にそのまま来院してもらうには、現在の医院から500m圏内が望ましいといわれています。郊外で車社会の地域でも、およそ1kmが限界かと思われます。まずは、既存の患者が減るデメリットを上回るほどのメリットが、一戸建ての新築物件にあるかどうかを検討しましょう。

　ここでの検討要素としては下記が挙げられます。

【検討要素】

- 医院の前の道の交通量は？　人の流れはあるか？　目立つ場所にあるか？
- 周辺の競合医院の状況はどうか？　院長の年齢層はどうか？　得意分野は何か？　その地域での位置づけはどうなっているか？（インプラントなら○○歯科、など）
- 院長がターゲットとしている患者層が移転先に多くいるか？　院長が理想とする医院作りができるか？
- 新築物件の場所の将来性（道路の拡張、スーパーなどの出店、マンションの建築予定など）
- スタッフの通勤に支障を来さないか？　スタッフがより快適に仕事ができるか？
- 現状の家賃金額と移転した場合の借入返済金額とのバランスはどうか？　移転による借入返済金額が多い場合、それを補うほどの売上が見込めるか？

　また、移転にはかなりの労力とコストがかかります。内装の打ち合わせやチェアーなど機器の移転、役所への手続はもちろんのこと、所在地が変わることで名刺・ホームページ・看板・広告・地図など、さまざまな変更手続きが必要となります。

　このように、医院の移転には多くのことを検討しないといけませんし、多額のコストもかかります。もし、テナント家賃が高いことが問題ならば、まずは既存のテナントの家賃値下げ交渉に着手しましょう。現在では家賃交渉の代行会社などもありますので、そういった専門家をうまく活用するのもよいでしょう。いきなり「移転」ではなく、簡単にできる対応策から取り組むことが得策といえるでしょう。

> - 既存の患者に引き続き通ってもらうために、現在の場所から500m圏内が目安！　患者が離れるデメリットを考慮する
> - 医院の移転については、患者だけでなくスタッフのことも考慮する
> - 移転検討の主な理由が高額な家賃であれば、まずは既存テナントの家賃値下げ交渉を！

（上谷友香）

15

医療法人化と節税対策

医療法人化を検討している先生にとって、医療法人化によるメリットやデメリット、そして医療法人化に踏み切るタイミングを知りたいところです。また、医院で行っている節税対策には、どのようなものがあるのでしょうか？

◉医療法人化のタイミングとメリット

法人化でうまくいっている

節税効果アリ。分院展開は人を育ててから

医療法人化は、税金的にメリットがあります。また、そのタイミングは一院で医療法人化するケースの場合は、財務状況がよければいつでもよいと思います。ただし、分院展開して医療法人化するときは、分院長がしっかり育っているかが重要です。分院展開し、外から分院長を募集してやらせてもうまくいかないケースが多いです。必ず、本院で育ててから分院長にするのが鉄則だと思ってます。（神奈川県・I）

会計士、税理士への支払いは増える

法人化して院長個人と病院との区別をつけられるようになった。デメリットは感じないが、会計士への決算時の支払いは高いので、会計士、税理士のメリットは大きい。医療法人、社会保険加入という部分で、スタッフ募集時の見た目がよい。法人化のタイミングは、売上5,000万円がボーダーラインといわれていた。現在はわからない。（東京都・M）

デメリットは感じない

メリットは分院展開ができること、また組織として機能できることです。デメリットはとくに感じていません。法人化のタイミングは、医院の移転、ユニット増設、規模拡大などがよいと思います。（福岡県・U）

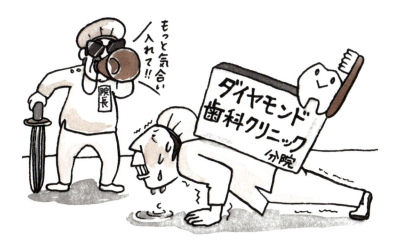

法人化は考えていない

当院には無縁

儲かっていませんので、医療法人はいっさい考えておりません。そのため、質問に答えられません。申し訳ありません。（東京都・K）

メリットがない

異業種の代表取締役になっていて、そちらで節税をしているので、医療法人のメリットはないと考えています。（栃木県・H）

●

会計士にメリット・タイミングを確認

タイミングは会計士のほうで判断するといわれていますので、まだそのときではないと考えています。ただし、毎月のミーティングのなかで、いま法人化したほうがメリットがあるかどうかは確認しています。（神奈川県・M）

100年企業を目指して将来的には

よく医業収入は1億以上、院長の年収が3,000万円以上を超えると医療法人化すべきといわれています。医院の規模、収入、後継者の有無などを考えると、いまは医療法人化を慎重に考えるべきかもしれません。ただし、個人的な意見としては、医院を長い間継続発展させるためには、個人経営の枠を超えて法人経営にすることをお勧めします。当院は、私が新規で開業して24年、スタッフには100年企業を目指すと豪語しているので、もちろん法人として優秀な歯科医師の先生に事業を継承してほしいと心から強く願っています。（岡山県・N）

節税できるがデメリットに注意

　法人化するタイミングは、トータルで支払う税金が個人経営よりも安くなるときだと思います。メリットは税金が安くなること、そして月々決まった収入が得られることです。デメリットは経費の額に制限があること、法人を辞めるときに資産が自分のものにならないことだと思います。（広島県・S）

◉ 節税対策

利益は設備投資に回す

　収入が増えても、貯蓄するのではなく、患者に還元できる設備投資を常にしています。キャッシュフローが大切と考えています。（愛知県・S）

利益を福利厚生費に回す

　決算前の社員旅行（国内、海外問わず）には毎年行っています。材料、器械に関しては、担当者を決めて決算3ヵ月前から必要なものの洗い出しを行い、発注します。（宮崎県・K）

特別賞与

　特別賞与というかたちで、医院の利益が多く出た場合、スタッフたちに分配しています。そうすることで、節税対策とともに、スタッフのモチベーションが上がります。（長崎県・T）

中小企業退職金共済に加入

　スタッフの福利厚生および将来設計のため、スタッフにも退職金を月5,000～30,000円の範囲で積み立てています。契約更改の際に、自分の裁量で昇給分を早めに給与でもらうか、退職時にまとめてもらうかを選択してもらうようにしています。（東京都・S）

ふるさと納税

　各種保険への加入やふるさと納税を活用しています。（神奈川県・M）

まとめの処方箋

節税効果と負担増を必ず確認する

　アンケートにもあるように、節税対策は医療法人化のメリットの1つです。法人の税率は個人と違い一律で30％前後ですので、個人の税金を最高税率（約55％）で納付されている先生は、医療法人化するだけでも税率較差20％以上のメリットを受けられることになります（税率はともに平成28年11月現在のものです）。

　その他、退職金の支給や生命保険を活用するなど、個人ではできない節税対策が可能となります。ただし、医療法人化に伴って社会保険への加入が義務づけられますので、社会保険料の負担によって節税効果が薄れる、あるいは逆に全体の負担が増えることがあります。ですので、所得に応じて法人化シミュレーションを行い、税金と社会保険を含めた全体の負担が軽減されるか否かをチェックすることが重要です。

　その他、分院展開が可能になることや事業承継がスムーズにいくことなどがメリットとして、事務負担と維持費の増加や容易に解散できないことなどがデメリットとして挙げられます。また、法人化のタイミングは、節税目的であれば上記のとおりシミュレーションにて節税効果が表れるようになるタイミング、分院目的であれば具体的な候補地や分院長を探すタイミングなど、目的に合わせて検討する必要があります。

　法人化以外の節税対策としては、小規模企業共済の加入、青色専従者給与の支給などがあります。小規模企業共済に関しては、将来受け取る共済金も退職所得として低い税率で受け取ることができ、貯蓄と節税を同時に進められるので、多くの先生方が利用されています。また、青色専従者給与を支給すると、先生の所得を専従者（配偶者や両親など）に分散することになり、税負担を軽減することができます。

　最近ではふるさと納税も広く活用されています。納税するかわりに地方自治体へ寄付する形となり、支出額自体は変わりませんが、自治体が企画している特産品などが付与される点でメリットがあります。

　節税対策を行って税負担を減らすのは、経営的視点から見ると合理的です。ただし、過度な節税は禁物です。節税は支出を伴うので、節税しただけお金が減ります。結果、医院の運転資金が足りなくなってしまうケースもありますので、ご注意ください。とくに設備やヒト（スタッフ）への投資であれば将来の収益に貢献してくれる可能性がありますが、無駄な出費は資金繰りを圧迫するだけになるかもしれませんので、計画的にお金を使うことが重要です。

- 節税目的で医療法人化を検討する場合、社会保険料などの負担増を含めたシミュレーションを行い、慎重に進める
- 医療法人化は目的に応じてタイミングを検討する
- 過度な節税、無駄な出費は資金繰りを圧迫するだけ

（神木孝太郎）

16

近隣に新規歯科医院が開業

歯科医院も戦国時代に突入？ 食うか食われるかの時代に入ったといってもオーバーではないでしょう。自院の近くに、歯科医院が開業することがわかった場合、どのように対応しますか？

自分の診療スタイルを貫く

目新しいことはしない

いままでどおり目新しいことは何もせず、自分にできることを精一杯行うことだと思います。「できること」とは、いま来てくれている患者さんを大切にする、コミュニケーションを大切にする、などです。日ごろから自分の強みを意識し、差別化と住み分けを心がけるようにしています。レッドオーシャンで溺れそうになりながら生活するより、ブルーオーシャンで快適に泳ぎ過ごすほうが楽しいですからね。（福岡県・T）

いままでの診療に自信あり

実際に新たな医院が開業するといった動きがありましたが、当院は40年近く地元に根ざした診療を行ってきました。また、新たにインプラント・口腔外科の専門性が高い治療も行っており、新規開業医院に負ける（？）気はしないため、とくに対応はしませんでした。結局、近隣での新規開業はありませんでしたが、もし開業されたとしても、提携できたかと思います。（福岡県・S）

むしろ歓迎

とくに対応していません。当院は、他院との差別化をしていますから、むしろ他院ができてくれたほうがよいと考えます。（神奈川県・M）

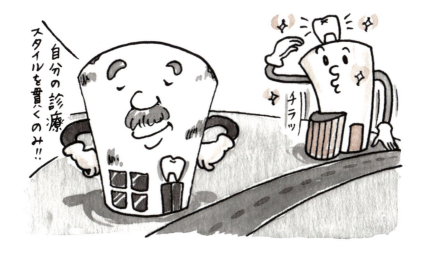

医院が成長し続けていれば問題なし

いままでの方針・コンセプトを継続し、既存の患者さんを大切にすることを続けるだけです。周りの競合状況で何かを変えるのでなく、変化する患者ニーズへの対応や院内の問題（完璧な医院はないのですから）を解決していくことが大切であり、医院としての成長を続けるかぎりは、新規の競合に大きな影響を受けることはないと考えています。（千葉県・M）

既存の患者さんを離さない

自院の特色を伸ばし、さらに対応をよくできるように努力し、現在の患者さんを離さないようにするしかないです。（長野県・H）

対策を練る

経歴などから診療方針を予測できる

もともと小児歯科、矯正歯科という特色のある開業スタイルをとっているため、たとえ矯正歯科が近くにできたとしてもあまり大きく患者の取り合いに発展することはありません。しかし、近隣での新規開業には不安もあります。最近の新規開業の先生はホームページを作り込み、

SNSを利用していることが多いため、その先生の経歴、性格を絞り込めます（SNSはどんなに気を遣って書いても書いた本人の性格だけは漏れ出ます）。その経歴、性格がわかれば、ある程度どのような診療方針を提案するか予測はつくので、そこから対策を練るようにしています。（神奈川県・Y）

設備投資

　開業する医院の設備について調べ、差別化されそうな設備については導入を検討します。（高知県・M）

その他

経営方針は広告やWEBなどでチェック

　とくに意識することはありませんが、新しい医院の経営方法はコンサルタントによって戦略の違いがあり、勉強になるので、広告やWEBなどはチェックして参考にさせていただきます。（東京都・H）

仲間の場合は事前に話し合う

　とくに気にしません。共通のコンセプトを活用する仲間であれば、共倒れにならないように、開業前に話し合う機会を設けるようにします。（滋賀県・K）

患者さんはニーズに合ったところを見つけてほしい

　とくに対応はしていません。選ぶのは患者さんなので、患者さんに選ばれる歯科医院、自分が行きたい歯科医院を日頃から目指しています。患者さんによってニーズも違う（早く診てほしい。悪いところだけでいい。よい治療をしてほしい。痛くなくしてほしい。予防をしたい。子供を診てほしい）ので、価値観があったところを見つけてほしいです。（神奈川県・T）

まとめの処方箋

よりよい医院作りの契機とする

　近くに新しい医院ができるのは、誰しもあまりいい気はしないですね。人口密集地では、既に多くの医院があっても次々と新規開業があるケースも見受けられます。

　近くに競合医院ができるということは、新規患者数が減ったり、既存の患者が新しい医院へ移ってしまう可能性があります。アンケート結果では、「差別化を図る」、「自分ができることをする」という意見がありましたが、まさにそのとおりです。

　では、具体的にはどのようなことを考えればよいでしょうか。たとえば、医院が老朽化していればリニューアルするかどうかの検討、医療機器の刷新や提供する治療についても見劣りしない内容にする必要があるでしょう。また、ホームページは自院の強みや魅力が伝わる内容になっているか、置き看板を追加するか、などの見直すきっかけにしたいところです。

　これは、近くに競合医院ができるかどうかにかかわらず、日頃から気にしておきたいところです。

　守りを固める、という院長もいます。たとえば、自分が新規開業のときに使った内覧会業者を、競合医院に使われたくない、という理由で2度目の内覧会を開いた医院がありました。また、同じビル内に開業されるのは避けたいとして、賃貸契約の中で自院以外の歯科医院の入居を禁じる条項を入れた事例もありました。

　開業して間もなく、まだまだ患者数が少ない医院や、地域での認知度がまだ高くない医院は、とくに近くで新規開業があることに危機感をもっています。新しい医院同士であれば比較対象となることも多くなります。まずはスタッフとミーティングを行い、自分たちの医院がどうすれば新規の患者に来てもらえるかを考えましょう。競合する医院の情報をスタッフで共有し、自院が補うべきところがあれば対策することも大切です。

　また、既存の患者が離れてしまわないように、何かすべきことがないかもスタッフ全員で考える機会を作りましょう。

　たとえば、「患者のニーズにあった治療を提供しよう」と掲げているのであれば、「そもそも個々の患者のニーズを捉えられているか？」、「ニーズを満たせたかどうかの確認をどのように行うか？」など、少し角度を変えて議論すれば、よりよい医院作りに役立つことでしょう。

- リニューアルや医療機器の入れ替えを検討する
- 患者に自院の強みや魅力が伝わる広告戦略を行う
- スタッフ全員で危機感を共有し、何かすべきことがないかを考える

（森 照雄）

17 歯科商店・歯科技工所との付き合い方

歯科医院に複数の歯科商店が出入りしているのはよくあることです。先生にとって、取り引き先を選ぶ基準とは何でしょうか？ また、取り引きのある歯科商店や歯科技工所とスムーズに付き合うために考慮している点、工夫している点はありますか？

◉ 歯科商店の選択

値段、納期

基本は安さ

基本的には値段。同じものなら安いに越したことはない。営業の方の人柄、姿勢も大事。真摯で信頼がおける人であれば、値段を聞かずにまとめて注文することもある。ただ注文を取るだけでなく、それについての知識、知らないのであれば調べようという意識があることが大事。（埼玉県・S）

安い・早い

安い納入価格と早い納期。歯科商店を複数利用するのではなく、できるだけ1社ないし2社までとしています。取引先が多いと、スタッフの混乱を招いてしまいます。在庫管理もたいへんになるので、ある商店が、ある一つの商品だけ値段が安い場合は、多く取引している商店に同じ値段、もしくは近い値段を出させるようにします。（滋賀県・K）

ディスポーザブル製品は値段優先

エプロンや紙コップなどの消耗品は値段を最優先で選びます。材料については毎日通ってきてくれるディーラーを優先し、その際に値段を他のディーラーと同額にできないか交渉します。（高知県・M）

人柄、対応のよさ

情熱で選ぶ

　基本的には歯科商店の営業マンの情熱で選びます。たとえば、同じ材料を２つの歯科商店が勧めてきたとしても、信念をもって勧めてきた営業マンのほうが材料に対しての知識も深く、値下げの幅を多くしてもらえる可能性は高くなります。また、新しい材料を使用した場合は、買った歯科商店に必ず、使用感、長所、短所を話すようにしています。歯科商店の知識を深くさせて、次にどういった材料を勧めるか考えてもらうきっかけにします。（神奈川県・Y）

研修会、新製品の案内をマメにしてくれる

　医院の危機管理対策として複数の取り引き先とお付き合いしています。意識していることは、担当者の人柄や対応がよいこと、研修会の案内や新製品の案内をマメにしてくれるかどうかなどです。とはいえ、担当者の方から媚びへつらわれるのは苦手です。「選ぶ」というより、ご縁で出逢うものだと思っています。「選ぶ」のではなく、「選ばれたい」ですね。当院では、取り引き先を患者さんより大切な存在と位置づけて接しています。日ごろから、スタッフには上から目線で接しないよう言っています。万が一、邪険に扱うような素振りをスタッフがしたら、厳しく注意するようにしています。（福岡県・T）

フットワークのよさ

　急に足りなくなった材料などを融通を利かせてすぐに届けてくれたり、故障した機械の応急修理などをしてくれたりするようなフットワークのよさ。（大阪府・S）

得意分野を見定める

　緊急の場合すぐに来られるところ、高価な物に関しては値段を出してもらって安いところにしています。その他は、できるだけ歯科商店さんの得意分野を気にしつつ、購入しています。（埼玉県・M）

◉歯科商店、歯科技工所との関係

⚠️信頼関係と感謝の気持ち

担当者の信用度

担当者の信用度を重視します。歯科技工所や歯科商店にはさまざまな規模の組織があります。組織の大きさが必ずしも、社会的規模（＝社会的信用度）を表しているのではありません。しかし、組織の規模や存続年数は、社会的信用度を示す重要な因子です。組織から担当として配属された人の信用度を図ります。組織の社会的信用度より、担当者の信用度が高いときのみ、真の仕事のパートナーとして取引します。担当者の信用度が、その人の属する組織の信用度より低い場合は、表面的なやり取りしかしません。そうしないと、アクシデントのときに、担当者が責任を取らなくてもよい方法を選択し、医院のために動きません。コーポレート・ファンナンスと同じ考え方です。（埼玉県・M）

長いお付き合いだと認識する

歯科商店、歯科技工所とも値段だけで取引しないことでしょうか。もちろん安いほうがよいでしょうが、それだけではないところも多いと思います。とくに歯科技工所は長く付き合って、お互い信頼しあってこそよい仕事ができるように感じています。（広島県・S）

対等な立場で信頼関係を構築

歯科商店も歯科技工所も絶対的に対等な関係であることが非常に重要です。決して下請け・出入りの業者というような上下関係にしないこと。支払いを滞ったり、ダンピングさせることは言語道断です。自院の責任であるにもかかわらず、相手方に責任をなすりつけてはなりません。

【歯科技工所・例】自分の形成や印象に問題があるにもかかわらず、歯科技工所の責任を問い無料で再製をさせる

【歯科商店・例】他社の見積もりでもって駆け引きし、相手方に無理な価格設定を強いる

このような行為は絶対あってはなりません。とくに歯科技工所は歯科医院

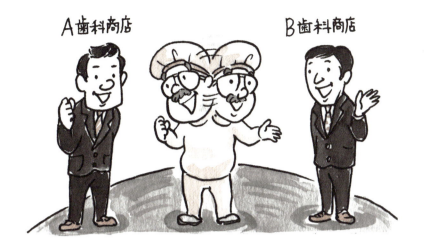

からの仕事であるかぎり、歯科医院の不当な要求を飲まざるを得ません。こういう関係では決して互いにとって信頼できるものではなく、結果的に長続きができません。新規の歯科技工所を入れれば、また、新たな信頼関係を築くことに時間を要します。技工物の不適合の原因が自院にあれば、歯科技工所からの指摘を聞き入れる雰囲気をつくり、再製物に関しては、自院の責任をもって支払うべきです。また、至急の作製に関しては、それだけの費用を加算してもらうことも重要です。歯科商店に関しても大口機械（ユニットなど）関係の一時的な大きな収入を得ようとするものではなく、消耗品、器材・材料関係を末永く納品することが目的です。ゆえに、こまめに来てもらい、いろいろな情報などを入れてもらうことが重要です。

　以上のように、歯科商店・歯科技工所とは常に対等にお付き合いできる雰囲気づくりが必要であると思います。相手方に、「この先生は信用できる先生で、長くお付き合いできる」と思ってもらえると、自ずと技工単価や納品単価を下げてきてくれます。また、スタッフへの付け届けは絶対に禁止しています。受け取る場合は、全スタッフの前でいただいています。（茨城県・Ｔ）

歯科に精通し、信頼できること

　メインの歯科商店には、価格よりも商品知識や最新の情報・動向など歯科に詳しく、信頼関係が築けるところとお付き合いをさせていただいています。場合によっては、デンタルショーなどの展示会に同行してもらっています。サブの歯科商店には、ある特定メーカーの特約店や薬剤など価格的に優位なものがあるところを選んでいます。（東京都・Ｈ）

日ごろから感謝の意を表す

　われわれの仕事をサポートしていただく、パートナーとして敬意をもって接しています。若い営業の方でも必ず敬称をつけて応対し、毎日来ていただいているディーラーの方や歯科技工所の営業の方へのお盆、年末の付け届けは欠かさず、感謝の意を表しています。また、営業の方の家族の出産、慶弔時にも必ずお祝い、香典、お花を供花するようにしています。自分にはできない技術、知識をおもちの方たちなので、関係を大事にしています。相手方も普段の接し方から、理解していただいており、故障や問題が発生した際には、どこよりも早く対応していただいています。（山口県・U）

人として丁寧に接する

　人として丁寧に対応することが、すべての基本だと思います。また、親しいラボの歯科技工士さんには、毎年、忘年会に来てもらっています。日ごろからの声がけが必要だと思います。（千葉県・S）

その他

要望を明確にする

　自分が要望している技工物や商品に対し、きちんと対応してくれることを最初に明確にしておくことが必要と思います。要望に沿ってくれない歯科技工所の場合は、その旨をきちんと示して、技工物によっては他の歯科技工所に変更するとよいと思います。同様に歯科商店に対しても、商品によって値引き率が異なったりしますので、商品によって注文する歯科商店を変えており、現在3つの業者が出入りしていますが、それぞれ当院の方針については了解して取り引きしています。それとは別に、通販も同様に商品によって異なる3つの業者と取り引きしています。（長崎県・S）

プロ同士として接する

　お互いプロとしてのプライドをもつことです。料金などは細かいことはいっさい告げず、上辺だけの付き合いではなく、仕事に関しては妥協しない姿勢を常に伝えています。（広島県・I）

まとめの処方箋

値段だけでなく、人柄・対応などを総合的に判断

　何かを買うときにやはり一番気になるのは「値段」です。同じものなら安いに越したことはありません。多くの先生方が取引先を選ぶ際、値段をかなり気にされています。ただ、値段が安くても、営業マンの対応が悪いとどうでしょうか？　たとえば、欠品が起こってしまった場合、営業マンに連絡をしても対応が鈍いと困ります。もちろん値段も重視しますが、それだけでなく、営業マンの人柄や対応の早さも業者を選ぶ際の重要ポイントにされている先生が非常に多いです。

　また、取引業者を1社に絞る先生もいれば、複数の業者と取引される先生もいらっしゃいますが、メインの業者を抱えつつ、サブの業者も複数もっておくほうがよいのではないでしょうか。もし、メインの取引先に不測の事態が起こった場合でも、サブの業者を抱えておけば、そちらでスムースに対応してもらえますので、医院の危機管理上得策かと思います。とくに歯科技工所は、医院から近い場所にあるところとも取引をしておくと、急ぎの場合でも技工物をすぐに準備できるので安心です。

　あとは、通販なども上手に利用しましょう。材料や機械などは値段だけでなく、性能や品質も購入の際の重要ポイントになってきますので、信頼できる営業マンから購入すべきですが、コップなどの消耗品については、高品質である必要性がそれほどないので、安価で手に入る通販を利用されるのもよいでしょう。

　商売を行ううえで、仕入先と良好な関係を築くことは非常に重要なことです。歯科医院にとっての仕入先であるディーラーや歯科技工所についても同じことがいえます。業者だからといって、少し横柄な態度で対応される先生がいらっしゃいますが、それはやめましょう。複数の業者から見積りを取って交渉することも時には必要ですが、過度な値下げ交渉は厳禁です。

　歯科医院の「パートナー」として敬意をもって接してください。そうすれば、業者側も「先生のためなら」と自然とよい対応をしてくれるでしょう。対等に付き合いができる雰囲気を作れば、コミュニケーションも活発になり、取引もスムースにいくはずです。

- 値段だけでなく、担当営業マンの人柄や対応の早さなどにも着目
- メイン取引先＋複数のサブ取引先を確保しておくと、不測の事態が起こったときにも安心。消耗品購入は通販を活用するのがお勧め！
- 「業者だから」と上から目線で対応するのではなく、「パートナー」として敬意をもって接し、強固な信頼関係を築く

（上谷友香）

18

引退の時期とライフプランニング

高齢になると若いときと同じようにはいかず、気力も体力も落ちてきます。そんなときに患者数が減少してきたら、頭の中に"引退"という文字が……。引退の判断基準はどこにおきますか？ また、引退後に必要な資金額の目安はいくらくらいをお考えですか？

◉ 引退の時期

承継していく

スタッフが地域医療に貢献したいと考えるなら……

判断基準は「患者さん」と「スタッフ」におきます。地域医療を志したのであれば、医療は地域の方々のものであり、組織はスタッフ（ステークホルダー）のものです。確かに、医院（＝建物）の所有は院長のものかもしれませんが、視点を社会における存在において、考えるとよいと思います。患者さんの数が減少しても、地域医療として必要とされているならば、あるいはスタッフがその医院でまだ患者さんに貢献したい意向を強くもっているならば、廃院よりも承継を選択したほうがよいでしょう。換言するならば、地域医療として必要とされていない、スタッフが残留の意向がない、M&Aができない場合に、廃院を検討するべきではないでしょうか。（埼玉県・M）

診療規模を縮小する

まずは、スタッフに退職していただき、自分でできる範囲の仕事に縮小していく。来院する患者さんがいなくなり、今後来院が見込めなくなったときに引退する。ただし、当院は比較的設備も整っているので、若い先生にお譲りすると考えている。（山口県・M）

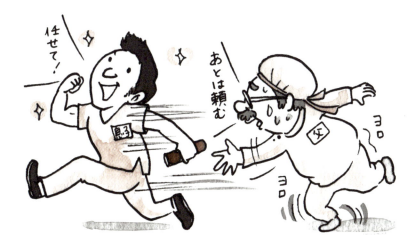

後継者の育成

　当院の場合は、後継者を早い段階から育てており、すでに私自身の引退は60～65歳と決めているので、その予定で進めていくだけです。自院では、原則院長の新患はもうとっておりません。（茨城県・T）

生涯現役を目指す

80歳の父を見習って

　九州の実家の80歳になる父は、現役で歯科医師として診療しており、身近で最もお手本となると思う。年齢相応に変遷していく地域の患者さんに応える歯科医師でありたい。（大阪府・T）

そのときの状況次第

　小生は生涯現役を目指して診療にあたっているが、自分の子どもが歯科医師になり、継ぐ意志があるかどうかによっても変わってくると思う。目が見えなくなったり、手が動かなくなったりして事故に繋がるような体調になった場合、引退はやむを得ない。（佐賀県・I）

患者に迷惑をかける前に

　私は生涯現役という先生とはまったく考え方が違い、自分で仕事を辞める年齢（63歳）を決めています。50歳を超えたいま、目も見えなくなってきていますし、これから気力と体力も維持できないと感じています。とくにわれわれ歯科医師の仕事は外科主体ですので、患者に迷惑のかからないところで辞めましょう。（広島県・S）

後継ぎが存在

　気力も体力も落ちてきたが（ついでに髪の毛も落ちてきたが）、患者数は増えていることと、一応後継ぎ（今後の情勢によってはどうなるかわからないが）がいること、オリジナルな治療法も開発し、ブランド力もあると思われるので、廃院は考えていない。（北海道・S）

収支で経営が成り立つかどうか

　収支で経営が成り立つかどうかが、第一の判定基準ではないかと考えています。（静岡県・W）

自分が楽しめるかどうか

　自分がワクワク楽しく仕事ができるかどうかによって判断します。（鹿児島県・O）

ライセンスの有無による親子承継の難しさ

　医療の永続性の難しさは、ライセンスの有無による親子承継の難しさにあると考えます。子息を歯科大へ送り、確実に歯科医師になれればよいが、昨今の状況では厳しいのが現状です。当院でも長男が歯科大学へ昨年入学しましたが、卒業、歯科医師免許の取得を親子の目標にしています。長男が帰って承継するまでは、廃院や患者さんの減少で困らないように日々勉強しており、この質問の内容は考えたことがありません。（山口県・U）

◉引退後に必要な資金額

院長である息子のもとで、勤務医として70歳まで働く

　引退後に必要な資金額は、毎月の必要額と家の新築や改築、または高齢者向けマンションの購入など、高額な一時金についての検討が必要です。私も毎月の必要額はほとんど計算したことがなかったのですが、医院承継を考えてから、初めて歯科医院経営以外の経費を計算してみました。具体的に、自宅の水道・光熱費、携帯電話代、公的保険料（健康保険・介護保険）、生命保険・疾病保険・火災保険・自動車などの個人負担の保険料、歯科医師会（日歯・県歯・

市歯）の会費、車のローン、税金（所得・市県民・固定資産）などが必要になります。自宅のローンや家賃を支払っている方はそれも必要になります。私の場合、毎月の必要額は上述した項目を計算すると約 22 万円となりました。それに衣食費や交際費、娯楽費は別に必要です。引退後の収入は、自分で積み立てている「小規模企業共済の退職金」と年金（国民年金、日歯年金、国民年金基金）になりますが、私の場合は院長を息子に交代後、70 歳くらいまで勤務医として働き、最低必要経費と同額の 22 万円を給与で支給してもらう予定です。そのため、衣食費や交際費、娯楽費は年金から支出となります。退職金については、古くなった自宅の改築費、介護が必要になった場合の施設への入居費になると考えています。（長崎県・S）

キャッシュフローを考え、安心な引退後の生活を送る

　1 億円。夫婦 2 人で借金なし、65 歳引退で平均寿命と想定した場合に生活費を 25 万円とすると、「夫婦の生活費 ＝ 25 万円／月 × 12 ヵ月 × 19 年 ＝ 5,700 万円」、「妻の生活費（夫と死別後）＝ 25 万円／月 × 12 ヶ月 × 80％ × 5 年 ＝ 1,200 万円」、合計で 6,900 万円です。さらに住宅リフォームや医療・介護、車両代など、もろもろを加えると概算 3,000 万円、単純計算で 1 億円です。実際、多くの歯科医師の引退年齢は 70 歳前後です。しかし、生活が派手な先生が多いようにもみえますので、差し引きを考えても、やはり 1 億円は必要でしょう。引退後もキャッシュフローがあるライフプランを考えたほうが、安心した生活が送れます。（埼玉県・M）

施設への入居を考えた資産運営

　定年退職後に必要な生活費は、1 人 30 万円／月、資産 3,000 万円ほどといわれているようです。現在、家内と不動産を購入したり、親から承継した不動産で賃貸経営を勉強しております。夫婦のいずれかが他界したときに、施設に入居可能な資産運営を考えて実践しております。（東京都・I）

自分が死亡したあとの妻の生活費は生命保険で確保する

　引退後は、夫婦で年間 500 万程度の生活費が必要と思われます。歯科医師の平均寿命をおよそ 70 〜 75 歳として、75 歳までの生存を前提とすれば、5,000 万くらいの預貯金が必要と考えられます。私の死亡したあとの妻の生活費は、生命保険によって確保できるのではないかと思われます。（茨城県・T）

まとめの処方箋

引退後について早期からプランニングを行う

　医院の経営が安定してくると、次に気になるのが今後のライフプランという方も多いのではないでしょうか。引退後も有意義な生活を送るためには、将来のことを早い段階から徐々に考えておく必要があります。ライフプランニングのステージとしては、「現役時代」と「引退後」の2つに分けることができると思いますが、今回は「引退後」のライフプランニングについてみていきます。

　引退時期の考え方は人によってさまざまですが、資金的なところでいうと、収入と支出がトントンになる売上（収支分岐点売上高）を継続的に下回るようになってきたときが1つの目安ともいえます。支出のほうが多いということは、それまでの貯蓄を取り崩しているということですので、それが経営手法の変更によって改善できる場合はよいのですが、その要因が医院環境の変化（たとえば、体力減退による患者数の減少など）による場合は、引退を考える時期かもしれません。

　まずは、引退後に不自由なく生活するための必要貯蓄額を試算してみましょう。生活水準にもよりますが、老後の生活費は一般的には現役時代の7～8割程度といわれています。

男性歯科医師・65歳で引退・夫婦同年齢・生活費月40万円
残された奥様の生活費は3割程度減・夫婦とも平均寿命まで生存の場合
①夫婦の生活費＝40万円×12月×15年（男性の平均寿命80歳）＝7,200万円
②奥様の生活費＝40万円×70％×12月×7年（女性の平均年齢87歳）＝2,352万円
③住宅リフォーム費用＝300万円
④医療介護費用他予備費＝300万円
合計（①～④）＝10,152万円

　次に貯蓄の方法を検討します。年金収入はどれくらいなのか、生命保険などの保険収入はどのタイミングでいくら入るのかなどを時系列で把握し、預貯金以外にも生命保険や各種共済を活用しながら、引退後の必要貯蓄額をカバーできるかどうかのプランニングをしましょう。また、先生方に予期せぬ万一が発生した場合の保障を考えておくのもライフプランニングです。仮に閉院せざるを得なくなった場合は、閉院までの期間分（2～3ヵ月）の固定費や退去費用、借入金の支払いなどが発生します。そのような場合の必要保障額を試算し、リスクケアを考えておくのも重要です。

- 売上が収支分岐点を継続的に下回る場合、引退を考える目安となる
- 引退後の生活の必要貯蓄額を試算し、預貯金以外に生命保険や各種共済を活用する
- 貯蓄と合わせて、予期せぬ万一が発生した場合の保障も考えておく

（鈴木やちよ）

第 3 章
患者対応

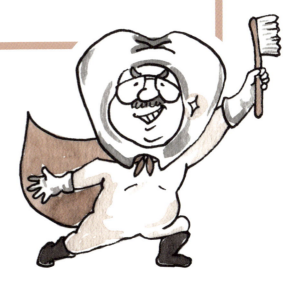

19
キャンセル対策と リコール率のアップ

いまや歯科では患者のアポイント制が主流ですが、時には急なキャンセルも。アポイントのキャンセルを防ぐため、どのような工夫をされていますか？ また、患者の来院を途切れさせず、リコール率をアップするためにどんな工夫をされていますか？

◉患者へのキャンセル対策

事前に電話、メールで連絡する

問診票で注意喚起

前日に電話、メールで予約確認の連絡をしている。また、問診票に「当日の予約キャンセル、無断キャンセルが多い方は予約をお取りできません」という項目を作り、了承にチェックをつけてもらっている。無断キャンセルを繰り返す方は予約を取らずに、希望日の1週間前に電話をしてもらうようにしている。（神奈川県・T）

体調の確認と予約周知の徹底

大きなオペがあるときは前日に電話し、体調を確認するとともに予約周知の徹底を行っております。また、スマホで予約前日にメールが行くようなシステムも導入していますが、患者のスマホ使用率が低いため効果はイマイチです。（福岡県・S）

ショートメールでの連絡

アポイント管理システムを利用しています。低料金で、予約患者に対して携帯電話のショートメールを送ってくれるものです。以前は、予約患者にEメールを送るシステムを使っていましたが、パソコンからのメール受信を拒否する設定になっていることが多く、メールが届かずに効果が上がりませんでした。

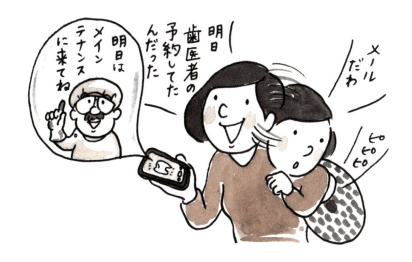

しかし、このシステムを入れてからはどんな携帯電話にもメールが届くようになり、キャンセルが減りました。また、初診時に患者にさまざまな説明をしますが、そのときに必ずキャンセルについてのお話もするようにしています。（新潟県・W）

キャンセルの多い患者は突き放す

深追いしない

　当たり前のことかもしれませんが、次の治療に関してきちんと説明しておきます。あまりにキャンセルが多い患者に関してはあまり深追いせず、相手にしないようにします。はっきりいって相手にするだけ時間の無駄ですし、キャンセルが多いのは医院の治療理念を理解してもらえてないということなので、どこで治療を受けても同じだと思います。患者にもキャンセルが多い場合ははっきり伝えます。それで来なくなったら、それまでなので無駄な時間を使わないですみます。（神奈川県・Y）

怒らない程度に諭す

　あまりにドタキャンが多い患者には、電話連絡が来たときに受付に怒らない程度で諭してもらってます。それで来なくなるような患者は逆に来ないでもらえると、他の患者に迷惑にならずにすみますので。（長野県・H）

⚠️ 予約キャンセルに関する説明

治療前にルールを説明する

　患者さんには、治療前に当院のルールをお話ししております。①キャンセルされる際は最低2日前までに連絡をいただくこと、②当日の急なキャンセルの際にも必ず連絡をいただくこと、③もし無断キャンセルを何度も行うようようであれば、治療をお断りすることをお話します。これらは、ホームページや待合室にも見えるように提示しております。手術や長いアポイントの際には、前日にこちらから連絡するようにしてます。（秋田県・S）

キャンセルによる弊害を話す

　患者にはあらかじめ、予約をキャンセルすると、病院として1時間以上の診察時間が空くことを説明しています。ドタキャンする常習者の予約の横には、必ず他の患者の予約を入れるなど対処しています。（神奈川県・M）

他の患者への牽制

　初診時より予約制であることを伝え、キャンセルする場合は極力事前の連絡をお願いし、キャンセル癖がある方には前日に電話で確認します。また、予約時間をすぎてもお見えにならない方には電話を入れますが、受付で電話をするので待合室の他の患者さんもそれを聴くことになり、キャンセル防止への意識づけにもなると思います。（千葉県・M）

⦿ リコール率をアップさせるには

⚠️ メインテナンスに対する説明

専用の資料を渡す

　まず、普段の診療段階からメインテナンスの重要性を伝えています。また、専用の資料を作って患者さんにお渡ししています。基本的に、患者さんはメインテナンスの意味や効果をまったく知らない状態ですの

で、そこをしっかり伝えていかないと、歯科医院の儲けのためと思われてしまいます。問題がある歯の治療が最終ゴールではなく、残ってる歯をいかに長く残すかを最終ゴールにすることの意味を伝えてます。（神奈川県・I）

リコールの必要性を認識してもらう

　まずは、予防の大切さを初診コンサルで話しています。リコール率をアップさせるため、当院でも過去多くの取り組みを行ってきました。そのなかで結果を出せたのは、①3ヵ月後のリコールの日にち・時間をその場で予約してもらう、②最後の治療時に最終コンサルを行い、予防やリコールの重要性を再度しっかりと伝えるなどで、あとは担当歯科衛生士の力量でもリコール率は大きく異なってきます。（岡山県・N）

データを元に患者と相談

　治療終了時に今後どうしていきたいかをお聞きするため、リコールカウンセリングを行っています。人によって毎月自費でメインテナンスに通われる方から、6ヵ月後の検診を希望される方までさまざまですが、3〜4ヵ月に1回の来院を促しています。そのとき、歯周ポケットや位相差顕微鏡、プラークコントロールの状態などのデータを一緒に見ながら、相談するようにしています。（愛知県・M）

担当歯科衛生士制の導入

担当歯科衛生士による一言コメント

　歯科衛生士を担当制にする。メインテナンス終了時に次回の予約も取ってもらい、患者さん本人に電話とハガキのどちらのご案内がよいかを選択してもらい、その方法で1週間前に連絡を入れる。ハガキの場合、一人ひとりに向けて担当歯科衛生士が一言コメントを添える。（長崎県・T）

歯科衛生士に患者を管理させる

　患者さん一人ひとリにできるだけ担当歯科衛生士をつけ、管理させる。歯科衛生士全員に毎月リコール数とアクティブ数を報告させる。（東京都・M）

その他

医院のファンを作る

　歯科医師、歯科衛生士のスキルアップ以外にないと思います。患者さんに満足のいく医療サービスを提供し続ける努力を怠らないことです。患者さん自身が「他の歯医者には行きたくない」、「その医院のファン」となれば、自然と継続してもらえると思います。したがって、当院ではリコール葉書は出しません。患者さんの希望でメインテナンスのアポイントを取りますので、結果、「相性のよい患者さん」、「質のよい患者さん」だけが「医院のファン」として残り、メインテナンスに継続通院してもらえるようになります。（東京都・S）

LINEの導入

　2年ほど前まではハガキでお知らせしていましたが、現在はLINEとメールを利用しています。患者にLINEのアカウントやメールアドレスを登録してもらい、予約の前日にLINEやメールでお知らせしています。これにより、経費もかからなくなりました。（広島県・S）

1年間の出来事をまとめたNEWSレターを作成

　年末に院内の1年間の出来事をまとめたNEWSレターを作成し、郵送しています。その際に、役員をしている商店街の年末福引券も同封しています。（東京都・S）

まとめの処方箋

目標数値を設定し、スタッフと共有する

　まずキャンセル対策についてですが、予約日の2日前や前日に電話などで予約確認を行っている医院が多いかと思います。その際に、「単なる予約確認の電話」ではなく、少し特別感を出した対応を行うとよいでしょう。たとえば、「○○さん、明日○時にご予約をいただいておりますが、その後、何か変わったことはありませんか？」といった表現を用いると、相手に「特別扱いしてもらっている」と思ってもらえるので、より確実な来院に繋がるはずです。

　あとは、現状のキャンセルの状況を数値化して目標数値を設定し、スタッフと共有するのもよいでしょう。その際に、無断キャンセルと事前連絡ありのキャンセルそれぞれのデータをとるようにしましょう。キャンセル率は一般的に15％程度、そのうち無断キャンセルは約5％といわれています。この数値を超えるようであれば、院内のシステムや患者対応に問題があるといえます。キャンセル率を減らす対策を効果的に行うためにも、細かくデータをとりましょう。また、キャンセルが多い患者については、院内で把握してキャンセルしないでほしい旨をしっかり伝えましょう。

　次に、リコール率アップについてですが、まずは予防の重要性を患者にしっかり伝えることが第一です。患者は治療が終われば満足してしまう傾向にあり、メインテナンスがいかに大切かを理解していないことがほとんどです。デンタルIQが低い患者にもしっかり理解してもらえるように、図なども取り入れた資料を作って説明するとよいでしょう。説明後は必ず予約をとってもらうように徹底しましょう。その際の工夫として、治療終了後の1回目のアポイントはあまり間隔を空けずに1ヵ月後にとり、メインテナンスを習慣づけるようにするのもよいかもしれません。

　また、スタッフにリコール対策の重要性を理解してもらうことも必要です。「リコールの電話をかけるのが嫌だ」というスタッフの話をよく耳にしますが、これはリコールの電話の重要性を、院長がスタッフに十分に伝えていないからかもしれません。リコールの電話をすることで、多くの患者に長期的に通ってもらって歯の健康を維持してもらえる＝患者のためである、ということを理解してもらうことで、スタッフも積極的にリコール対策に取り組んでくれるでしょう。

- 患者に特別感を出した対応を行い、確実に来院に繋げる
- キャンセル対策もリコール率アップもスタッフの協力が不可欠！
- 患者に治療内容・予防の重要性をわかりやすく説明し、十分に理解してもらうことがキャンセル減・リコール率増への第一歩！

（上谷友香）

20

自費診療患者が来院せず、料金未払い

診療は医師と患者との信頼関係のうえに成り立つもの。自費の患者で補綴物ができ上がったのに来院せず、料金を払ってもらえない場合、どのように対応していますか？　泣き寝入りするしかない？

前払いの導入

契約金としてあらかじめ支払ってもらう

赤字にならないように材料費と技工料としての原価は、契約金としてあらかじめもらうようにしています。それから印象を行うようにしていますので、もし契約金が支払われない場合は補綴物作製のステップには進みません。（滋賀県・K）

印象時、補綴物セット時に

補綴物の印象の際に印象代として代金をもらい、補綴物セット時に残金をもらうようにしている。最悪、来院しなくても赤字にはならない。まずは電話で連絡して繋がらない場合は手紙を送る。それでも、連絡がない場合は泣く泣く放置になっています。（神奈川県・T）

歯科技工所の取り引きが開始されたとき

過去に一度もそのような経験はありません。そうならないように、歯科技工所との取り引きが開始されたとき（印象採得時）に入金をお願いしています。もし、そのようなことが発生した場合は患者に連絡を取りますが、連絡が取れなかったときは税金の計算上で損金処理をかけると思います。（神奈川県・M）

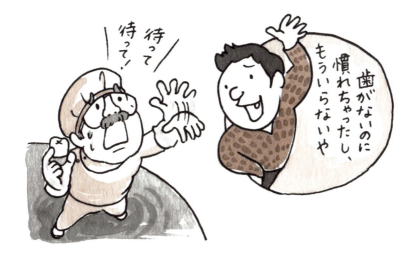

⚠ 電話連絡し、様子をみる

信頼関係の構築後に製作するが……

電話連絡をして反応を待ちます。自費治療の場合、初診などで印象することはなく、コンサルを行って相手の希望を聞き取り、こちらも相手を信用したうえでないと自費補綴の印象に至らないため、急病や事故などの不可抗力を除き、回収できなかったことはないです。もし、2ヵ月経過しても回収できない場合には、技工料を請求すると思います。（千葉県・M）

来院を促す

トラブルになりそうな患者さんには、無理に自費を勧めないことにしています。補綴物ができているのに来院しない場合には「未来院となっておりますが、お身体の具合はいかがですか？　体調を崩されていませんか？」などと電話し、来院を促すようにしています。それでも来院しない場合は、確定申告時に貸倒損失として経費処理を行い、泣き寝入りしています。（福岡県・T）

泣き寝入り

2、3回は電話で来院を促しますが、あまり請求しすぎて悪い評判が立っても嫌なので、それ以降は泣き寝入りしています。（高知県・M）

その他

患者参加型に努める
　開業15年間で一度もそのような事態になったことはありません。出来上がりを楽しみにしてもらえるような工夫をしています。途中、途中で患者さんにしっかり確認してもらい、患者参加型で製作しているつもりです。(埼玉県・M)

本人から経緯を聞く
　まずは、なぜそうなったのか確認し、患者さんと連絡がとれるなら話を聞く。また、そうならないように契約書などを作成し、コミュニケーションをしっかり取っておく必要がある。場合によっては、請求書を発行し、お支払いしてもらうことがあるかもしれない。(静岡県・S)

地域がせまく、連絡がつく
　現在までそのような事例はありませんが、当院は僻地のため、患者同士が知り合いや親戚関係であるなど、連絡がつきやすい場合が多いのであまり問題にならないように思います。(新潟県・W)

つい放置してしまう
　現実的には対応していない。連絡しなければと思ってそのままになってしまっている。(宮城県・K)

まとめの処方箋

前払い制度を導入する

　料金を支払ってもらえない場合、患者さんに連絡したり訪問しても、結局、なしのつぶてで泣き寝入りしてしまう、というケースが多いようです。あまり執拗に追いすぎると悪い評判が立つかもしれない、あるいはそもそもそこまで時間と労力をかけていられない、などの理由から、泣く泣く諦めざるを得ないのだと思います。

　このようなことが起きないように、前払い制度を導入されてみてはいかがでしょうか。全額前払いとすると自費診療の受注の足かせにもなりかねませんので、たとえば印象時に半額前払いなど、一部を入金してもらうのがよいでしょう。少なくとも材料代や技工代などの原価に相当する金額は前払いしてもらう設定にすると、万が一支払われなくても赤字にはなりません。

　自費診療が決まった段階で契約書などの書面を交わしておけば、訴訟にもち込むことも可能です。ただし、この場合、内容証明郵便での督促などの手順と費用、時間が必要になる一方で、満額回収できる保証はありません。また、争いごととなれば、風評リスクも伴います。これらを考慮したうえで十分に検討し、ご決断ください。

　前払い制度と合わせ、未払いを防ぐ環境作りも重要になると思います。これは院長だけでなく、スタッフの協力も必要になります。まず、改めて患者に自費診療の意思を確認し、費用負担を理解してもらうよう努めましょう。その際、料金を明示した資料を渡したり、十分に説明を受けて納得した旨の同意書を交わすことで、のちのちのトラブルを避ける効果が期待できます。

　また、そもそもの問題として、平気で無断キャンセルをしたり、過去に一度でも未払いのある患者は、再び未払いを起こす可能性が高いかもしれません。患者に対して先入観をもつのはよくありませんが、人物像を見極める術は身につけておく必要があります。普段から患者との関係性を築くことで、この人を困らせたら悪いな、という雰囲気を作ることも重要です。自費診療に関する説明を通してコミュニケーションをとる機会が増えるので、意識して対応してみてください。

- 法的に回収も可能だが、時間や費用負担と風評リスクを考えて慎重に
- 前払い制度を導入する。最低でも原価部分を前払いしてもらい、赤字を回避する
- 未払いを防ぐ環境作りとして、自費診療への理解浸透、患者の見極め、困らせたら悪いと思わせる関係性の構築が効果的

（神木孝太郎）

― 21 ―

飛び込みの患者の来院

飛び込みの患者は、当然ながら突然やってきます。完全予約制の歯科医院では、このような患者をどのように捌くのでしょうか？ 先生の腕の見せどころです。

予約の患者を優先

空き時間に対応

現在来院している患者さん、もしくはすぐお越しになる患者さんの治療が終わるまで待っていただけるかをお聞きし、待てるようだったら空いた時間に対応します。（京都府・W）

待つことを了承してもらう

予約制であることをお伝えして、痛みがあるなど緊急でなければ予約をとっていただきます。痛みがある場合はお待ちいただけるかをお聞きし、なんとか処置しています。（熊本県・U）

緊急の処置が必要かどうか

受付の問診から緊急性を判断

まず、受付の問診から緊急性がある（外傷など）患者さんかどうかを確認する。治療に緊急性がなければ当院の診療システムを説明し、あらかじめ予約をとっていただくようご協力をお願いする。診療する際には、午前・午後の早い時間からお待ちいただき、当日キャンセルや予約の患者さんの隙間時間での応急的な処置を行う。予約外のため、どのくらい時間がかかるかはお伝えできない旨も了解していただく。（福島県・I）

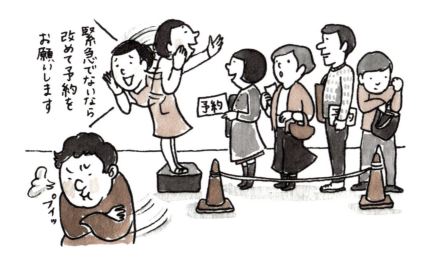

予約状況と急患の状態で対応を変える

　そのときの予約状況と急患の状態によって対応を変えています。急性症状がある場合は極力診察しますが、緊急性がない場合は後日改めて予約をとります。（神奈川県・H）

長時間待つことを伝える

　緊急性がある場合（痛みや咀嚼障害、審美障害など）は、長時間お待ちいただくことをお伝えしたうえで、処置します。（東京都・K）

⚠ 予約状況の確認

ユニットの空き状況で判断する

　まず、ユニットが空いているときでDrの処置をご希望の場合は、応急処置になる旨をお伝えし、ご納得いただけたらお受けしています。ユニットが空いていないときはDrやDHの処置ともに、空いている時間に再度ご来院いただいています。（東京都・W）

キャンセルが出た時点で連絡する

　アポイントをとっていただく。もし痛みがひどいなど緊急性があれば、キャ

ンセルが出たところを案内する。予約が埋まっているようであれば当日の最後を案内し、キャンセルが出た時点で連絡する。対応できるかどうかは別にして、主訴の解決に全力を挙げている姿勢をみせる。（愛知県・I）

その他

状況を説明のうえ、後日出直してもらう

　来院されたときに医院側の時間がとれない場合は、状況を説明のうえ、後日の予約をして出直していただきます。しかし、ちょうど時間が空いていれば拝見するのでは？　また紹介者がいれば、応急処置だけでも検討し、待ってもいいようならできるだけ対応します。（静岡県・K）

しっかりとした説明や姿勢を見せ、納得してもらう

　当院は完全予約制ではないので経験はありませんが、オペなどで診れない場合は説明をしっかりしたうえで、緊急やクレームになる可能性がある場合はお昼休みや診療後で対応する姿勢をみせ、納得して帰っていただきます。（大阪府・F）

まとめの処方箋

飛び込みの患者用の対応マニュアルを作成する

　先生方のアンケートの回答にもあるように、完全予約制をとっている医院に飛び込みの患者が来院した場合には、予約の患者さんを優先したうえで、可能な範囲で対応するという考えでよいかと思います。当日予約の空いている時間があればその時間に再度来院してもらい、予約で埋まっている場合は後日の予約をとってもらうようにしましょう。当日に診療する場合も、今回だけは特別で、次回以降は事前予約が必要である旨をしっかりと説明し理解してもらいましょう。

　もし、緊急性のある患者さんが来院したとき、予約患者の診療などで自院での対応ができない場合、ただ断るのでは医院のイメージが悪くなります。誠意ある対応として、診療が可能な他の医院を紹介するということも検討してください。休日の前日の場合は、休日応急診療所も案内してあげるとよいかもしれません。そのためには、友人や近くの医院とは、いざというときに連携がとれるような体制を整えておくことが大切です。

　また、医療機関には、正当な理由がないかぎり診療を拒否することができない応召義務というものがあり、完全予約制はこの正当な理由には該当しません。診療が可能なときに飛び込みの患者さんが来院した場合、完全予約制を理由に診療を拒否すると、応召義務を怠ったとして損害賠償を請求される可能性もありますのでご注意ください。

　このような飛び込みの患者さんが来院したとき、まず院長以外のスタッフが対応するケースが大半かと思います。そのため、飛び込みの患者さんが来院した際の対応マニュアルを作成しておきましょう。マニュアルには、まずは院長に相談し、予約の状況や患者さんの症状の緊急性に応じて、どのように対応するのかを記載しておきます。また、他の医院を紹介する可能性がある場合には、候補となる医院の電話番号なども記載し、すぐに連絡ができるようにしておきましょう。

　クレームや風評被害などのトラブルを防ぐためには、事務的な対応ではなく、医院の誠意を伝えることが重要になりますので、その旨も院内で周知しておきましょう。

- 飛び込みの患者が来院したときの予約状況・緊急性の有無に応じた対応マニュアルを作成しておく
- 診療可能な場合、完全予約制という理由だけで拒否はできない
- 誠意ある対応でクレームや風評被害を防ぐ

（竹本彰久）

―― 22 ――

医院の都合による休診の連絡

さまざまな事情から、急に医院を休診にしなければならないときもあるかと思います。このような場合、患者への連絡はどのように対応されていますか？

電話などで連絡

代わりの日程を挙げる

ご予約の患者さんへ受付が連絡いたします。そのときは、休診の理由と代わりの日程を複数挙げてご連絡するように努めております。ご立腹の患者さんへは、改めて院長が直接謝罪のお電話をいたします。(東京都・I)

家族宛に連絡する

受付より電話連絡をしますが、電話で応答がない場合は封書に返信用ハガキを入れて送ることもあります。また田舎のため、該当患者さんの家族の連絡先もすべてわかっており、家族宛に連絡することもあります。(山口県・U)

玄関入り口での提示

「身内の不幸」や「自分の体調（入院）」がその主たる理由と考えられるが、そのときは予定（予約）の患者さんにはキャンセルの電話連絡をし、玄関入り口にも「お知らせ」として提示する。(佐賀県・I)

ホームページ上でお知らせ

すばやく電話連絡をし、ホームページでも提示する。(北海道・S)

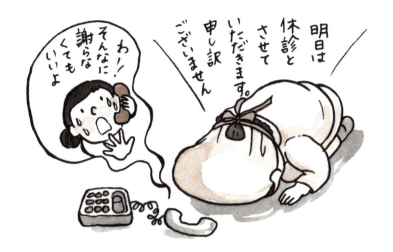

優先予約のご案内

　受付よりいっせいに電話にてお詫びし、次回の優先予約のご案内をしている。（大阪府・T）

⚠ スタッフと協力する

スタッフを交替で待機

　最も多いのは忌引きによる休診ですが、スタッフを総動員して予約の変更を電話で実施しています。しかしながら、不在で連絡の取れない患者さんもいますので、休診日当日は診療所にスタッフを交替で待機させ、知らずに来院された患者さんに対し、休診の理由の説明と予約日の変更を実施しています。（長崎県・S）

留守番制の導入

　必ず、電話やメール、ファックス、郵便などで連絡がいくようにします。そして可能であれば、当日は留守番のスタッフをおくことにしています。（千葉県・S）

!その他

開業以来、予約診療に休診はなし

　開業してから幸いなことに、医院の一方的な都合で急に予約診療を休診にしたことはありません。これは代診の先生がいることも理由に挙げられます。地震や台風で停電になって診療困難な場合は、できるかぎり患者さんに電話をかけ、キャンセルにしてもらいます。当院の患者さんはご近所さんが多いので、自然災害で診療できないときは、患者さんも同様にたいへんな状況と考えられるので、クレームがつくことはありませんし、そのことに対してクレームをつける患者はこちらからお断りしたいと思います……。（広島県・S）

他の休診日で対応

　突然の休診に関しては、他の休診日を開院して対応しています。（茨城県・T）

他のドクターが対応

　複数のドクターが在籍しており、急に休診となることはありません。（鹿児島県・O）

まとめの処方箋

休診時の対応マニュアルを作成する

　当日になって急遽医院を休診にした、というケースを稀にお聞きします。たとえば、新幹線や飛行機が動かなくて出張先から帰って来られないような場合や、院長がインフルエンザにかかったような場合です。院長が医院にいないことも考えられるので、どのような手順で対応するかをマニュアルとして作成し、保管場所をスタッフに周知しておきましょう。

　まず連絡するのは、その日に予約の入っている患者でしょう。休診の旨と事情を説明し、その場で別の日の予約を取り直しましょう。患者には、必要に応じて詳細な状況を伝え、不安を抱かせないようにしたいところです。次に、休診であればスタッフ全員が出社する必要はありませんので、対応に必要な人数以外のスタッフには休むように連絡してください。

　予約されている患者全件に電話するのが原則ですが、連絡が繋がらず来院された場合には、留守番スタッフが窓口で説明することになります。急患の場合には、どこの医院を紹介するかについても、マニュアルに記載しておきましょう。休診が数日にわたる場合には、スタッフは常駐せずに張り紙などで対応することになります。休診中に繋がる連絡先を記載し、できるだけ丁寧な対応を心がけたいところです。

　休診にしたときでもスタッフに給料を払わないといけないか、という質問を受けることがあります。医院の都合で休業するような場合には、給料の60％以上の休業手当を支給しなければなりません。ただし、地震や台風など天災による休業時は支払わなくても構いません。火災などによる休業補償の保険は多くの医院が加入していますが、院長の怪我や病気に備える休業補償保険には加入していない医院も見受けられます。急な休業に備えてしっかりと加入しておきましょう。

　院長だけでなく、歯科衛生士も病気で急な休みを取る可能性があります。担当歯科衛生士制を導入していたり、歯科衛生士のアポイント枠として設定している場合には、来院してもらっても対応し切れないケースも多いかと思います。十分な対応ができないときは、患者に事情を説明し、別の日で予約を取り直してもらいましょう。

- 休診時の対応マニュアルを作成しておく
- 休診の連絡をする際は、患者が不安を抱かないように説明する
- 休診時の支出に備える保険に加入しておく

（森 照雄）

23

町内会や学校などの催し物への寄付

医院経営の１つのポイントは、地元との上手なお付き合い。町内会の祭りや校医をしている学校の催し物などへの寄付、協賛、また広告はどのように対応していますか？

積極的に行っている

地域の活性化はわれわれの使命

　地域の活性化に繋がるものに対しては、積極的に対応しています。町内会では回覧板費用に協賛し、校医を務める学校では口腔内の環境改善活動に参加しています。その他、教育機関や地域活動での協賛は、その活動が本来の目的と合致していれば積極的に参加しています。所属する市や隣接する市には、毎年寄付をしています。われわれ地域医療従事者は、医療を通して地域の活性化に貢献しています。この考えで、他の方法でも地域が活性化される内容であれば、参加することはわれわれの使命に沿っていると考えています。ただし、広告性が高いものは屋号を小さくし、団体へのエールのメッセージを大きく記載し、対応しています。（埼玉県・M）

歯科医療についてアピール

　町内会の催事には、必ず寄付をしています。また、求められれば町内会などの催し物にブースを出し、歯科医療についてアピールします。学校関係は最近は断られることが多いので、お祝儀などは出していません。学校関係で続けているのは、近所の高校の吹奏楽部の発表会パンフレットへの広告掲載だけで、その他は学校の方針で断られてしまいました。無理があると続かないため、無理のない範囲内で続けることが大切だと思います。そのため、お祝儀も負担のない額にしています。（千葉県・S）

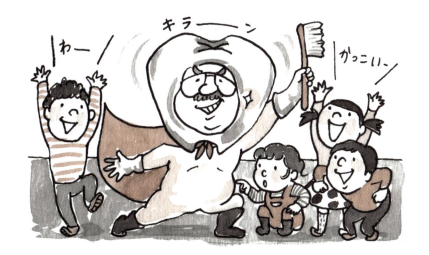

顔の見える貢献を心がける

　地域の体育祭、社会福祉協議会、日本赤十字、地元の神社の例大祭など、毎年金額を定めて寄付している。また、お金を出すだけでなく、老人クラブや町内会の健康教室では、歯ブラシやデンタルフロスなどの口腔衛生器具を提供したり、講話を開くなど、顔の見える貢献を心がけている。（大阪府・T）

健康講座などを企画・運営

　町内会に積極的に参加し、自ら健康講座などを企画・運営しております。（東京都・F）

学校の催しに出席できないときは電報を入れる

　寄付は、声がかかれば基本的に協力しています。地域のみなさんがいらっしゃることで成り立つ歯科医院なので、協力は惜しみません。校医をしている学校の入学式や運動会、卒業式に出席できない場合は、お祝いの電報はかかさず行っています。（山口県・U）

⚠️ どちらか一方のみ

生まれ育った町への恩返し

校医をしている学校の催し物に対する協賛は教育委員会からお断りしているが、町内会の催し物（祭り、運動会など）には必ず協賛をしている。生まれ育った町で開業しているので当然のことである。地域に根差した医療を提供するためには欠かせない。（佐賀県・I）

学校歯科医としての責務は必ず果たす

町内会などに関する寄付・広告掲載の行為は、悪いことではないが、キリがなくなるのでいっさい行わない。もし、寄付などを行う場合は広告的なものではなく、あくまでも地域コミュニティーの円滑な交際上の1つの手段と考えるべきである。ただし、学校歯科医としての責務は必ず果たす。急患を随時受けつけたり、外傷歯のための歯牙保存液を設置したり、口腔衛生指導で呼ばれれば必ず行くようにしている。これは学校歯科医としての責務であるから。（茨城県・T）

⚠️ その他

一律にすべてお断りしているが……

いままではすべて笑顔で協力・協賛していましたが、2年前から一律にすべてお断りするようにしました。それでも、なかなか止められず、町内会など、いくつか協賛しているものもあります。（佐賀県・U）

まとめの処方箋

地域住民を味方につけ、集患の安定化を図る

　アンケートにもありますが、先生方が地域に寄付をしたり、催事に協賛をしたりする話はよく耳にします。それはやはり、地域の住民との繋がりを強くしたいからという理由が多いのではないでしょうか。そういった意味では効果は望めると思います。最も大きいのは、協賛したり広告を出すことにより、医院の存在を知ってもらえることです。患者数が増えてきた院長にその理由を聞くと、「特別に何かしたわけではないのだけど、口コミかなぁ」と言われることも多いので、地域住民の評判を味方につければ集患の安定化にも繋がります。

　また、寄付により、「健康教室」などといった歯科治療に関する勉強会や講習会を開催させてもらうきっかけ作りになる場合もあります。そこでは歯科治療に関する情報・知識を広めることができ、さらに院長の人柄を知ってもらうこともできるという点で有効ではないでしょうか。その他、寄付をしたことで、その団体の嘱託医をお願いされたというケースもあります。

　しかしながら、これら寄付などは無理をして行うものではありません。しようと思えばキリがなくなりますし、よい意味でも悪い意味でも医院の評判に繋がることもあるため、しない理由がきちんとあればすべて断るという選択肢もあってよいと思います。もしするにしても、無理のない範囲内にしておくべきでしょう。

　なお、協賛金を出した場合、内容によって会計処理が違ってきます。たとえば、「○○医院協賛」とアナウンスされたり、パンフレットやポスターに医院名が掲載されたりするときは「広告宣伝費」となりますが、そのような広告宣伝の効果がないときは「寄付金」として取り扱われます。広告宣伝費か寄付金かによって税務処理も異なってくるため、注意が必要です。また、こういった地域の行事に広告を出す場合には、その広告も医療広告規制の対象となるため、掲載内容・表現には十分に気をつけましょう。

- 地域への寄付・協賛により、医院の宣伝・評判に繋がることがある
- 寄付・協賛は無理のない範囲内で引き受ける
- 広告を出す場合は、医療広告規制の対象となるので表現に注意する

（鈴木やちよ）

── 24 ──

補綴物治療への返還要求と窓口負担への不満

患者は診療内容もさることながら、治療費がおおいに気になるもの。「補綴物が気に入らない」と治療費の返還を要求されたり、「同じ診療内容なのに、他院より窓口負担が高い」と言われた場合、どのように対応しますか？

◉ 補綴物が気に入らないと治療費の返還を要求

話を聞く

コミュニケーション不足を解消

プロビジョナルで煮詰めていますので、最終補綴物の形態が気に入らない場合は自己負担とさせてもらうことを最初にお話しております。シェードは、歯科技工士との連携を図り、事前に患者さんとの打ち合わせを行います。あきらかにこちらサイドのエラーであればすぐにやり直しますが、おそらくコミュニケーション不足から起こる問題だと思いますので、もしそのようなことが起これば、まずお話を聞くようにします。（秋田県・S）

怒りの感情を受け止める

「気に入らない」と感情をぶつけてくる患者さんに対し、まず理由をしっかり聞き出すようにします。どういう理由かはわからないですが、原則として治療費は返金しません。こちらに非がある場合は、自費治療の補綴物は再製作に応じることがありますが、保険治療の場合は「まあ、保険治療ですからね……」ですませると思います。また、いつ装着した補綴物かでも、対応が変わってくると思います。自費治療での補綴物装着時はとても喜ばれていたのに、5年ほど経ったころに「装着したときから気に入らなかった。遠方に引っ越したから来院はできないので、治療費を返してくれ！」と突然電話で連絡してきた方が以前おられました。そのときは、お断りしました。（福岡県・T）

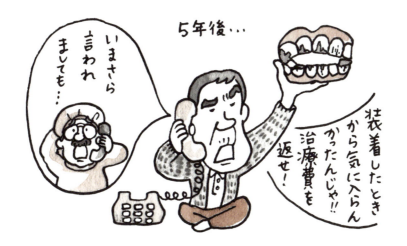

やり直す

ラポールの形成に努める

　しっかりと説明し、気に入る補綴物が完成するまでやり直しや修正を行う。そういう事態になりそうだと気づけば、セットせずに仮着にするので修正は可能である。治療費の返還を要求されるのは、補綴物がどうこうというよりも信頼が得られていないのが原因なので、まずはラポールの形成に努める。信頼が得られていなければ、無理して自費診療は行わない。（埼玉県・S）

代替え案を提示する

　保険治療と自費治療で、対応は大きく異なると思います。まずは何が気に入らないのかよくお話しを聞き、簡易な修正ですむのであればそのように対応します。たとえば、色調などの審美面は保険診療では対応困難なこともあるため、場合によっては自費治療による再治療も提案します。自費治療の場合は、より上位の補綴物による再治療を差額で行う（メタルボンド→オールセラミックなど）など選択肢を提示し、基本的に返金することはありません。（千葉県・M）

関係の継続を図る

いまのところはそのような経験はないが、あった場合は返金はせず、気に入らないところを聞き、やり直しになると思います。返金したら患者さんとの関係がそこで終わりになると思うので。（神奈川県・T）

返金を考えることも……

補綴物の返却を条件に

事前に全額返金には応じることはできない旨をお伝えしますが、最悪の場合は応じることも考えています。ただし、補綴物の返却を条件にしています。義歯であれば比較的簡単ですが、クラウンなどではたいへんだとは思います。いちばんはそのような事態にならないことだと理解しています。仮にそうなっても、無償で再製させてもらえるような関係性を保つことだと思います。（埼玉県・M）

一部を除き、残りを返金

まずはいったん再製を交渉します。それでも納得されないようであれば、印象代＋技工料のみいただき、残りは返金します。（高知県・M）

その他

転院を促す

まず、患者さんとしっかりとコンサルテーションを行い、どのくらいのレベルの補綴物ができるかをお互い認識したうえで治療を始めていますので、返還を要求されたことはありません。しかし、クレーマーのような患者さんの場合は、何が気に入らないのか、十分に話し合い、把握したうえで改善できないようであれば返還に応じるようにします。そのときに、「当院ではこれが限界ですので、気に入る補綴物をお求めになるのであれば他院に」というように転院を促すようにしています。（滋賀県・K）

歯科医師会に相談

いまのところ治療費の返還を求められたことはないが、金銭以外の方法で対応できるかを検討する。金銭を要求された場合は、歯科医師会に相談する予定。（宮城県・K）

◉同じ診療内容なのに他院より窓口負担が高い

⚠️ 保険点数算定の仕組みを説明

行った処置についてわかりやすく説明する

いままで、他院より高いといったクレームはありませんが、歯科治療では月1回算定する指導料を含め、点数が細分化されていることから、治療時間の割に点数が高くなる場合もあります。今回行った処置についてできるだけ患者さんにわかりやすく説明を行うとともに、次回の大まかな治療費についても伝えるようにする。（福島県・I）

施設基準によるもの

「施設基準により、保険算定が変わることもあるため、他院と同じ負担にはならないことがある」と説明します。また、同じ診療内容といっても、細かい差が負担額の違いになることをお話します。（神奈川県・H）

点数表や赤本の活用

明細を見ても納得しなければ、カルテをマルマル見せて説明する。それでもダメなら、点数表なり赤本なりを活用して説明する。（東京都・N）

🛈 資料を見せながら

院長が再度コンサル時と同じ説明を行う

保険診療については正当に請求しているわけですから、明細書を見ながら請求内容をご説明させていただきます。保険外診療の金額設定については、金額も含めたコンサルを行ってご納得いただいてから請求しているので、もしこのようなことを言われた場合は、再度院長からコンサル時と同じ説明をします。（東京都・W）

3人で1つずつ確認する

必ず受付でカルテ開示を行い、1つずつ間違いがないかを担当ドクター、介補についた歯科衛生士、患者の3名で確認していき、誤解を解くようにしております。（東京都・N）

歯科医師会への相談を促す

やましいことはありませんので、診療明細書をお見せし、きちんとお話しします。検査などに費用がかかるのは当然なので、もしそれでもご納得されない場合は、歯科医師会など第3者に相談していただくように促します。（熊本県・U）

元の医院に戻ることを勧める

治療内容と保険点数を照らし合わせて説明し、納得いただく努力をします。それでも不満がある場合は全額返金し、元の医院に行くように勧めます。（静岡県・K）

まとめの処方箋

誤解や不明点が残らないよう、事前説明の徹底を

　治療後に患者から「補綴物が気に入らない」と言われた場合、治療費の返還は極力避けたいところです。まずは何が気に入らないのかをしっかりと聞くようにしましょう。再製で対応ができそうであれば、その旨を説明してください。最終的に納得のいくものができたほうが、治療費の返還よりも、患者の満足度は高いはずです。それでも納得いただけないようであれば、返還を検討する必要があるかと思います。自費診療の場合は契約内容により異なりますが、保険診療の場合は返還の義務はありませんので、事前に契約内容や返還の可否について説明しておくことが重要です。

　「同じ診療内容なのに、他院より窓口負担が高い」と言われた場合、患者は「不要な治療をされているのでは」と疑っている可能性もあります。治療内容と請求額に間違いがないことを丁寧に説明するようにしましょう。その際、レセプトは第三者の審査機関によってチェックされていることを伝えると、説得力が増すのではないでしょうか。あらかじめHPや院内に、施設基準などによって算定基準が他院と異なることがある旨を掲示すると、このような誤解の予防に有効です。患者のなかには、カルテの開示を求めるケースも考えられます。個人情報保護法により、本人から開示を求められた場合には応じる必要がありますので、カルテは開示できるよう整備しておきましょう。

　最も避けなければならないのは、医院の対応に不信感を抱かれ、医院の評判が下がるような口コミが広がることです。それを防ぐためには、誠意をもって対応することが重要となりますので、このようなトラブルが起きた際は院長が対応する旨をスタッフに伝え、不用意な発言をしないようマニュアル化しておくことも大切です。これらのトラブルは、事前に治療内容をきちんと説明し、患者に納得してもらうことで、ある程度防止が可能です。患者に誤解や不明点が残っていないか確認してから、治療を進めるようにしましょう。

　また、医院と患者との間で解決が難しい場合には、所属の歯科医師会に相談してみましょう。歯科医師会には、医事紛争処理部門や顧問弁護士がいますので、大きなトラブルへの発展を防ぐ手助けになります。

- 返還や説明を求められたら、医院の評判を下げないように誠実に対応する
- トラブル時の混乱に備え、対処マニュアルを作成する
- 契約内容や治療内容の事前説明をきっちりと行い、患者に誤解や不明点が残らないようにする

（竹本彰久）

―― 25 ――

保険と自費はどう違う

患者から「保険と自費の違い」について説明を求められることはよくあると思います。先生やスタッフはどのように答えるのでしょうか？ 保険と自費の分岐点とは……。

具体的に説明する

双方の利点・欠点を説明

きちんと双方の利点・欠点をわかりやすく、模型やパネルを使って説明します。決して自費を勧めるための説明にしないことで、患者さんも考えてくれます。その場で結論を求めず、次回までゆっくり悩んでもらうようにしています。ただ、実際にそれを選択した患者さんの感想は伝えます。そうすることで、今回保険でも次回自費に進む患者さんが増えてきます。（福島県・W）

海外の自費診療を例に挙げる

海外の自費診療を例に挙げ、日本の健康保険制度がいかに優れているかを説明します。たとえば、北欧では検診は保険適応だが治療は適応外であり、むし歯の治療に数万円がかかるため、みなさんが予防に熱心で食後にキシリトールガムを噛んでいる話などをします。そのうえで、患者さんがどこまでの治療を求めているのか、経済的にどのあたりまで出せるのかを見極めることに重点を置き、保険診療と自費診療の違いを説明しています。（東京都・K）

材料や完成度の違いを話す

【補綴編】保険は、国の定めた制度のもとで行う治療のため、材料などに限界があります。また、被せ物は、流れ作業で作られることが多いため、お勧めできません。自費は、職人である特別な歯科技工士さんを指名して作製するため、

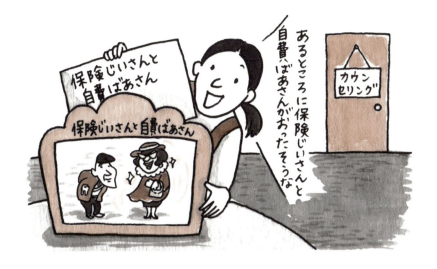

完成度が違います。そのぶん費用は高くなりますが、長くお口の中で使っていただきたいと考えているので、お勧めします。
【メインテナンス編】保険でのメインテナンスは縛りが多いため、回数がかかります。その点、自費の場合は、1回ですべてを終えるようにしますので、お仕事や家事が忙しい方にはお勧めです。（長崎県・T）

補綴物は見本をみせて

　補綴物は、見本をみせて保険と自費の両方の長所・短所を説明します。また、インプラントや義歯の違いは、写真を見せて説明します。決して自費のよいところばかりを言うのではなく、必ず欠点も伝えるようにします。（広島県・S）

視覚に訴える資料をもとに

　写真や模型、パンフレットなどのわかりやすく、なるべく視覚に訴える資料をもとに、ユニットではなく、カウンセリングルームでしっかりと保険と自費の違いについて説明しています。（岡山県・N）

専任スタッフによる説明も

セカンドカウンセリングを実施

　基本的に違いについて説明を求められることはありません。お口のさまざまな検査後、事前に専任のトリートメントコーディネーターと打ち合わせを行い、患者さん全員にセカンドカウンセリングを行います。治療方針や治療の進め方と一緒に自費と保険の違い、料金体系や使用する

印象材などの材料の違いや補綴物の違い、保証制度に至るまで理解していただけるように説明しています。1回でご理解いただけない場合は何度も説明する時間を作っています。（愛知県・M）

専任スタッフの設置
ドクターの指示のもと、まずは専任スタッフが説明し、最後にドクターから確認を行います。（宮崎県・K）

その他

互いの意見の擦り合わせ
普通に話をすればよいと思います。「自分は歯科医師として、どんな治療を提供したいか」ではなく、「自分が患者だったらどのような治療を受けたいか」を素直に話すことが重要だと思います。必要に応じて歯科衛生士に患者さんとの間に入ってもらい、歯科医師の意見と患者の意見を擦り合わせ、方向性を決めていくのもよい方法でしょう。患者自身の口から「この治療を希望する」と言ってもらうことが重要で、歯科医師側からの一方的な提案だけでは、双方にとって満足のいく結果は得られないと思います。治療費に関しては、「スタッフに話してもらってもよい患者」と「歯科医師自身が話さなければならない患者」がいますので、注意（見極め）が必要です。（東京都・S）

物を買う感覚にはなってほしくない
物を買っている感覚になってほしくないことを伝える。材料の違いを説明するのには限界がある。考え方の違いやアイディア、丁寧に作業する姿勢の違い、かける時間の違いをアピールする。（東京都・T）

長期に安定した口腔機能回復が見込める
自費を中心にしているので、治療の初期段階で、自費での計画や期間、費用などを書面で説明しています。上部構造の材質や審美性の違いを強調するのではなく、根管処置や歯周処置を含めた支台歯の長期安定を図るとともに、確かな技術と精度の高い技工物の作製、材料の安定性によってより長期に安定した口腔機能回復が行えることを説明しています。保険希望ならば、もちろん、できる範囲で診療を施しています。（三重県・S）

まとめの処方箋

説明内容を書面に残し、記憶の食い違いを防ぐ

　患者に保険診療と自費診療の違いについて聞かれる機会が多いと思います。先生やスタッフにとっては当たり前のことでも、保険診療と自費診療の２種類があるという基本的なことから説明を必要とする患者もいるでしょう。そのような患者には、口頭で説明してもうまく伝わらないことが多いと思いますので、目に見えるかたちで説明するのが重要です。とくに審美性の違いについては、写真を使った説明が効果的です。また、説明時はできるだけ専門用語を使わないように注意してください。一般の人からすればわかりにくいと思いますので、用語の説明を入れるなど、患者目線で話すよう普段から院内で徹底しましょう。

　医院には、治療について説明義務があります。説明を怠ると医院への不信感に繋がり、ケースによっては、説明義務違反として医療過誤を主張される可能性がありますので十分に注意が必要です。「インフォームド・コンセント」という言葉がありますが、歯科は治療方法の選択の幅も広く、説明内容も多岐にわたります。材料・材質、治療方法、審美性の違い、治療期間や費用など、保険診療と自費診療のメリット・デメリットをしっかりと説明し、患者に納得して治療方法を選択してもらうことが重要となります。押しつけるような説明にならないように注意が必要ですが、先生の考える最善の治療方法を伝えることも大切でしょう。

　また、これらは口頭で説明していても、のちのち患者から聞いていないと主張されることもありますので、そういったトラブルを避けるためにも書面で残しておくことが大切です。患者に治療内容の説明を行った際は、カルテにその旨を記載しておきましょう。たとえば、説明の際は治療に関する説明書や治療計画書を渡し、口頭での説明による記憶の食い違いを防ぐということも有効な方法です。自費診療などの治療費が高額になる場合や、リスクを伴う治療を行う場合には、これらに加え、同意書に署名してもらうことも検討するとよいでしょう。

- 医院に不信感をもたれないよう、説明は誠意をもってきちんと行う
- メリット・デメリットを伝えたうえで、納得して治療内容を選択してもらう
- 口頭での説明をあとから証明するのは難しいので、トラブルとならないように説明した内容は書面で残しておく

（竹本彰久）

26

新患の獲得と患者数の維持

全国的に患者数の横バイ状態といわれますが、新患を増やしたり、患者数を維持するため、どのように工夫されていますか？ また、これらを目的に、ソーシャルメディア（SNSなど）をどのように活用しているのでしょうか？

◉ 新患を増やす工夫

口コミや患者からの紹介

受付に患者紹介カードを設置

来院された患者さん一人ひとりにきちんと対応すれば新患は増えていきますし、開業19年のいまでも新患は減っていないので、広告やHPの活用などはいっさいしていません。受付に患者紹介カードを置くようにして、来院された患者さんからの紹介を期待しています。口コミで紹介していただけることを医院全体の目標にしています。（広島県・I）

治療がうまければ口コミは自然と広がるもの

一回ごとの診療に全力を尽くすことでしょう。診療室へ来てワクワクしても、治療が下手ならば本末転倒です。もちろん診療室が清潔、最新の器材を揃えていることは当然ですが、やはり医療技術の高さが要と思います。治療がうまければ、自然と口コミで新患は増えると思います。（山口県・U）

患者からの信頼と感謝が新規患者の増加に繋がる

一人ひとりの患者さんに対して全力で対応したことで信頼されるようになると、家族や友人を連れてきます。また、それらの新たな患者さんが個々の知人を紹介してくれるようになります。患者さんから信頼され、感謝されるようになることが新規患者の増加に繋がると思います。（長崎県・S）

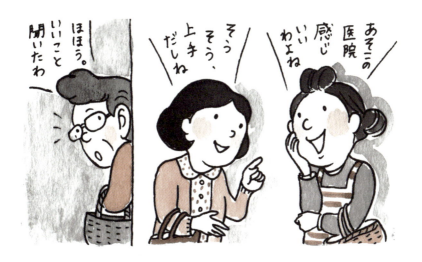

ホームページやSNSなどの充実

来院前に医院のことを知ってもらう

　インターネットサイトの充実と検索サイトへのSEO対策、ブログやSNSを通じたご案内。医院がどこにあるのか、どんな特色があり、どんな人がいるのかを知っていただくことに注力している。(大阪府・T)

自院をアピールするツールの充実

　いまは、サイトの充実が最大の課題です。当院はサイトが未熟なので、もっと充実させなければならないと思っています。また、補綴物の価格は患者さんも比較しやすいため、あまり高額にならないように心がけています。また、通院中の患者さんたちの満足度が高いと、口コミで新患が来ると思いますので、直面している患者さんを大切に扱うことが必要です。さらに、自院をアピールするツールを充実させておくことも必要だと思います。(千葉県・S)

医院独自の活動を行う

医院でオリジナルミッションを遂行

　(当院のオリジナル)ミッションを遂行します。歯科医療従事者の根源的ミッションの遂行に加え、さらに当院のオリジナルミッションを掲げ、スタッフ一同と意思統一しながら、ミッション遂行に全力を注いでいます。医院の一環とした行動が患者さんに伝わったとき、「当院らしさ」として、当院のブランドになります。このブランドが気に入ってくれ

て集まった患者さんが、さらに口コミで他人に伝わります。同じ価値観をもつ人たちが集うので、集患のよいサイクルになります。まず、そのためには目の前の患者さん一人ひとりに一生懸命に対応し、患者さんの声を聞き、患者さんの主観的価値*を最大限にするように心がけています（*患者さんの主観的価値；吉原敬典：ホスピタリティマネジメント 活私利他の理論と事例研究より引用）。（埼玉県・M）

他の医院にはない治療メニューの増加

他の歯科医院にない治療メニューを増やしていくことを心がけています。（鹿児島県・O）

◉ 患者数の維持

自己研鑽の積み重ね

根底には安定した医院経営

患者さんの維持には、患者さんに対して最も適切な最善の診療や予防、保健指導サービスを提供することだと思います。最新の知識や情報を取得するために歯科雑誌を購読して自己研鑽、自院の不足部分を積極的に改善する努力、よいスタッフの確保と十分な教育、診療所の設備・環境改善のための投資などが求められると思います。そのためには、安定した医院経営が必要です。患者さんの「かかりつけ歯科医師」として定着するには、患者さんのカルテをはじめとする個々の資料の確実な採取と整備、管理が基本になります。必要なときに正確で適切な対応が常にできるよう、診療側の体制を確立していくことが求められると思います。それによって「かかりつけ歯科医師」として信頼され、自院の定着に繋がるのではないかと考えています。その逆をしていけば、確実に患者さんは離れていくのではないでしょうか。（長崎県・S）

過去からの努力の上積み

患者数の維持に一朝一夕の特効薬的なものはないと思います。近隣の先生方から患者数の激減を耳にします。当院の場合は開業以来、減少傾向はありません。これは、すべて開業以来の自身・スタッフの努力によるものと思われます。つまり、過去からの努力の結果が現在に至っていると考えています。時代

に即した知識・技術の研鑽、スタッフの対応の積み重ねによって患者数を確保でき、常に上積みされているからと思います。(茨城県・T)

短期的、長期的に何をすべきかを考える

　来院された患者さんの満足度を上げることに重点をおいています。DrやDH、受付など、すべてのスタッフが技術、人間性ともに成長し続けること、そのために短期的、長期的に何をすればよいかを常に考えているつもりです。(広島県・I)

予防型診療への移行

健康創造型の歯科医院の構築

　予防へ診療内容をシフトしています。どうしてもカリエスの方、欠損の方は減少するので、健康な方がどのくらい医院に来ていただけるかが勝負だと思います。健康創造型の歯科医院を構築すれば、患者さんは減少傾向でなく、増加傾向になります。また、高齢化社会で子どもは宝であり、小児への診療は痛くないように怖い思いをさせないよう、スタッフ一同気をつけています。また、診療の予約をいかに守るかも、患者数を維持するうえで大事なポイントと思います。(山口県・U)

歯周病予防に関連する学会や研修会に積極的に参加

　歯周病のメインテナンスを継続的に行っていくこと。また、歯周病予防に関連するあらゆることの学術的な知識やスキルを得るため、学会や研修会に積極的に参加している。開業25周年記念の映画鑑賞会を行ったりと、コアな患者との繋がりを強くしてる。(山口県・M)

●

挑戦を続ける

　他ではやっていないオリジナルな治療や考え方を学会で発表。ホームページのインターネット閲覧数を地域でいちばんにする。(北海道・S)

経営者である前に一歯科医師であること

　人口減少の県であり、歯科医師(歯科医療機関)の数は増えても減ること

はないので、患者数の減少は仕方がない。何のために歯科医師の仕事をしているのか、経営者である前に一歯科医師でありたい。どんな気持ちや熱意があれば、患者さんに伝わるかを考える。(佐賀県・I)

◉ SNSの活用

意味をもって投稿する

　医院のFacebookを開業前から行っております。医院ができ上がる経過、器材や物販の紹介、セミナーの報告、月の休診日などを紹介しています。やるかやらないかだと、数年後はどうかわかりませんが、いまは活用したほうがよいと感じています。興味をもってもらえるよう、読みやすく書いています。ただただ投稿するのではなく、意味をもって投稿するようにしております。(秋田県・S)

ブログにはスタッフの日常をアップしてもらう

　Facebookでは勉強会を行った際の様子などをアップしています。ブログはスタッフに任せ、スタッフの日常を気軽にアップしてもらい、親近感をもってもらえるようにしています。(高知県・M)

ドクター同士でのやりとりに

　医院の広報的な意味合いでのSNSの活用はしていません。むしろドクター同士でのセミナーの告知や症例相談に利用しています。当方が矯正歯科が専門なので、SNSで症例相談をされて治療方針を提示すると「じゃあ、その方法でやってもらえる？」などと仕事に繋がるケースもあります。そのような意味では、SNSが活用できていると思います。どうしても対外的なSNSの活用になると近隣の先生の反感を買ったり、要らぬ噂を立てられたりとデメリットが多いと思います。対外的なSNSの活用はおそらくもっとよい方法があるはずなので、その方法を今後模索できればと思っています。(神奈川県・Y)

医院の雰囲気を知ってもらう

　Facebookページを利用し、当医院の活動報告や症例報告をしています。また、Facebookのグループ機能を使用し、スタッフ間の意見交換や決めごとに活用しています。(埼玉県・M)

まとめの処方箋

複数のルートから新患の獲得を図る

　紹介で来院された患者は治療中断のケースも少なく、安心して治療が提供できる、という意見を多くお聞きします。既存の患者からの紹介は、昔と変わらず現在でも重視すべき手法でしょう。

　医院の立地や地域の患者層によって効果的な広告は異なります。また、現在の医院が抱える患者数によっても戦略が異なります。新規開業にあたっては、近隣医院との競争のなかで新規患者を獲得していかなければならず、より積極的な広告戦略をとる必要があります。カルテ枚数もレセプト枚数も少ない医院では、口コミや紹介による増患だけでなく、他の手法も交えて母体を増やさなければならないでしょう。一定数の患者を確保できている医院も、患者の転居や高齢化によって患者数は自然に減少していくと想定し、常に新規患者を増やすことが必要です。定期健診を受けていない患者予備軍の掘り起こしなど、新たな目線での広告戦略が求められます。

　医院の広告に関して、「これさえやればよい」というものはありません。ホームページを見て来院される方もいれば、医院の置き看板を見て来院される方もいます。複数の広告媒体を活用し、それぞれから一定数の新規患者を獲得できるルートを作っていくのがよいでしょう。

　歯科訪問診療も患者数維持の1つの手法です。患者の家族や知人で在宅での治療を希望する方を対象に、歯科訪問診療を行う医院が増えています。親子で診療されている医院では、親が歯科訪問診療を担当する医院というケースもありました。古くからの患者からすれば、昔から見知っているドクターが来てくれるという安心感が大きいようです。歯科訪問診療を行っていることを院内掲示やDMでお知らせしましょう。

　SNSなどソーシャルメディアも、新しい広告媒体として一定の存在感をもちつつあります。SNSの活用の1つに、紹介・口コミの手段として使う方法があります。もう1つは、患者が知りたいであろう情報をSNSで開示し、コメントを受けつけるなど双方向コミュニケーションをとることで、安心感や親近感をもってもらえるでしょう。

　SNSは簡単に投稿ができる反面、安易な掲載はトラブルの原因になります。症例写真や患者情報の取り扱いには注意が必要です。たとえば、「自分達の診療方針を知ってもらう」、「医院の写真や患者の声を紹介し、親しみをもってもらう」など、目的を明確にして活用しましょう。

> - 広告の効果を数値で把握する
> - 広告媒体は1つに絞らず、複数のルートで新規患者を獲得する
> - SNSは目的意識をもって活用し、投稿内容は吟味する

（森 照雄）

27 長いと感じさせない待ち時間のすごし方

アポイント制を導入していても、つい患者をお待たせしてしまうときがあります。アポイントの時間をすぎても待ち時間を長く感じさせないために、どのような工夫をされていますか？

状況を知らせる

小まめな声がけ、歯科グッズのプレゼント

スタッフからの声がけを心がけ、場合によっては歯ブラシなどをプレゼントしています。また、症例によっては治療時間の予測が難しいこともあり、医療の特性を説明した掲示物を待合室に張ってあります。（北海道・A）

早期の不安解消に努める

原則は待たせません。患者さんの医療機関での回避事項の1つは「待ち時間」です。よって、待ち時間をなくすことは、医療機関でのホスピタリティ向上における重要事項です。ただし、それでも待たせてしまう際は、受付から「何分待つのか」、「あと何人目か」の具体的な状況をお伝えします。さらに待ち時間が長くなる場合は、「どうして待つのか」の理由も添えます。患者さんは先の見えないことに不安を感じ、不安が不満に変化します。ですので、状況を理解していただき、早期の不安解消に努めています。（埼玉県・M）

診療後の予定を確認する

アポイントのとり方には十分注意しますが、10分をすぎるようであれば患者さんに理由を伝え、その後の予定を確認してもらっています。（広島県・I）

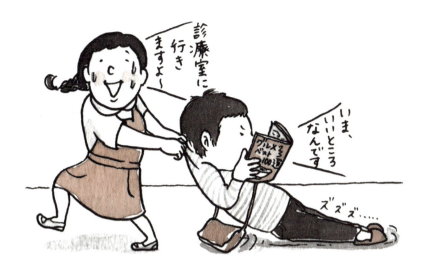

テレビや本の設置

待合室をリラックス空間に

　待合室に最新の雑誌を30冊程度準備し、子ども用の絵本は2ヵ月ごとに交換しています。また、待合室の飾り棚を季節に合わせて1ヵ月ごとに交換しています。小さなスペースですが、子どもと大人が楽しめる立体パズルを数個置いており、結構みなさん楽しまれています。また、カウンターにインターネット用のパソコンを1台置いており、ネットサーフィンを楽しまれている方も多いです。また、お花屋さんと契約しているので、診療室や待合室には、生花のアレンジメントを多数配置し、できるだけ優しい雰囲気を演出しています。（山口県・U）

歯科への知識を深めてもらう

　待合室には週刊誌やマンガ本は置かず、患者向けの歯科雑誌やドキュメントのコミック本など、さまざまな図書を置いている。（大阪府・T）

そもそも待たせない

待ち時間を作らない工夫が必要

　まず、予約時間をすぎても患者を待たせないよう、工夫しなければならないでしょう。何のための予約かわからなくなります。あくまでも予約診療である以上、待ち時間を長く感じさせないようにではなく、待ち

時間を作らないような工夫が必要なのではないでしょうか？　もちろん、予約でない飛び込みの患者さんには、予約の患者さんが終わるまで待っていただきます。（広島県・S）

患者との約束を守る

　予約時間をすぎても、お待たせることが多いのは、患者さんとの約束を破っていることになる。技術と時間の割り振りといった予約管理に問題があるので早急に調整する。当院では、ここ10数年そのようなことは一度も起こっていない。（山口県・M）

待ち時間は10分を超えない

　予約時間から10分を超えないように、前の診療を終えることが重要です。（長野県・U）

多少は仕方がない

予定どおりの治療を心がける

　基本的には予約時間を守るように努力していますが、待たせることもよくあります。BGMを流すくらいで、特別な工夫はしていません。遅くなった場合でも、患者さんから今日は早く終わらせてほしいという希望がないかぎり、治療内容を変更せず、その次の患者さんを待たせる可能性はありますが、予定どおりの治療の実施を心がけています。（長崎県・S）

急患を受け入れているためと理解してもらう

　まず、お待たせしたことをスタッフともども謝罪します。少なくとも当院は急患を受け入れているため、どうしても予約がズレることを理解してもらっています。患者自身も急患になり得るので、それほど大きな問題にはなっていません。ただし、帰り際にもスタッフ・受付に一言声をかけるように伝えております。（茨城県・T）

患者との信頼関係さえあれば

　当院では、フルに予約を入れていても無断キャンセルが多く、予約を入れなければ空いてしまうので、当日の予定治療は必ずするように心がけている。歯科医師一人で治療しており、痛みや腫脹での急患もほとんど対応しているので、何をやってもあまり効果はない。一人ひとりの患者さんを丁寧に診ようとすると、ある程度は仕方がない。患者さんと歯科医師の信頼関係があれば、多少は遅れても何も言われない。（佐賀県・I）

その他

時間の有効活用

　チェアーが空いていなくてもできることがないか考えます。たとえば、当日予定している治療の説明は、待合室やカウンセリングルームなどでできることもあるかと思います。それらをあらかじめやっておけば、チェアータイムの短縮に繋がります。また、待合室で飽きさせない工夫も必要だと思います。いろいろな説明用ツールが充実していたり、掲示物が多かったり、DVDが見られるというようなことも大切だと思います。（千葉県・S）

スタッフが話し相手に

　スタッフと患者さんがコミュニケートを図れるように、スタッフには患者さんの話し相手になっていただいております。たいへん長くお待たせしている場合は、待合室に出向いて謝罪しております。（東京都・I）

まとめの処方箋

患者の年齢層に合った対策を

　待ち時間を長く感じさせないために多くのクリニックで行われている対策といえば、「書籍の設置」が挙げられます。しかし、ただ適当に新聞や雑誌を置けばよいわけでもありません。診療時間帯で患者層が変わるのであれば、時間帯ごとに準備する書籍の種類を変えましょう。たとえば、ご高齢の患者が多い時間帯には健康に関する情報が掲載された雑誌やリーフレットを、サラリーマンが多い時間帯にはビジネス雑誌やスポーツ新聞などを準備しましょう。また、書籍だけではなく、定期健診の重要性を伝えるツールや自費治療の説明ツールなどを置いておけば、リコール率・自費率アップに繋がります。

　子ども向けの対策として、「絵本やキッズルームの設置」が一般的に行われますが、絵本やキッズルームのおもちゃを定期的に入れ替えると、子どもたちも飽きることなく喜んで来院してくれるようになります。さらに、DVDやパズルなどを置いておくと、親も一緒に楽しめるので、待ち時間も短く感じるでしょう。最近はスマートフォンで時間を潰す患者も多いので、そういった方向けに充電器を設置するとたいへん喜ばれます。その他にも、女性の患者向けに美容家電を、ご高齢の患者向けにマッサージチェアや血圧計を置くのも検討してみてください。

　あとは、患者への声がけも非常に重要です。人間は先の見えないことに不安を感じます。不安を感じると待ち時間も長く感じてしまうものです。患者の不安を解消するためにも、具体的な状況を患者にきちんと伝えましょう。また、その理由も伝えると患者も納得し、多少の待ち時間は許容してくれるはずです。

　最後に応用編ですが、待合室の居心地のよさを検証するために、朝一番・午後一番に来院した患者が、どの椅子に座ったかをチェックしましょう。1ヵ月程度チェックを行い、同じ椅子ばかりに座っているようであれば、快適空間はその椅子1つだけとなるので、待合室の改善が必要です。その椅子が選ばれる理由を検証し、同じような快適空間を複数作るようにしましょう。

> - 患者の年齢層ごとに合った対策を行い、快適に待ち時間を過ごせる環境にしよう
> - 受付スタッフは常に待合室の患者さんの状況を確認し、声がけを！
> - 待合室をさらに快適にするために都度検証を行う

（上谷友香）

第 4 章

その他

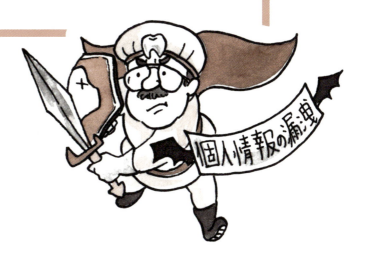

28

不測の事態への損害賠償

診療中に薬液が飛び、患者の服を汚してしまった……。このとき、どのように対応しますか？ また、このような不測の事態に対して損害賠償保険に加入していれば、高額な賠償責任の発生を回避することができます。では、先生方はどのような保険に入っているのでしょうか？

◉診療中に患者の服を汚した

謝罪し、クリーニング代もしくは洋服代を支払う

こちらの過失の場合はまず謝罪し、その場で汚れを除去する精一杯のことを行ったうえで、クリーニングをお勧めします。クリーニング代、もしくは汚れが取れなければ洋服代を支払います。（静岡県・K）

必ずその場で汚してしまったことを伝え、弁償する

必ずその場で汚してしまったことをお伝えし、クリーニング代を支払うか、新品を再購入してきてもらい、その代金をお支払いするようにしております。（東京都・N）

弁償プラス歯科グッズ

まずはお詫びし、早急に無理のない範囲で汚れを落とす努力をする。その後クリーニングに出していただき、かかった費用と歯科グッズ（歯ブラシ、歯磨剤など）をお渡しし、再度お詫びする。もし落ちない場合には服の費用を弁償する。（福島県・I）

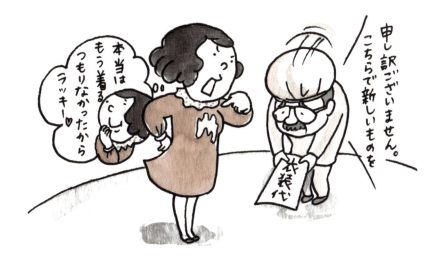

◉ 備えあれば……

スタッフも支払い対象になる保険

　診療所賠償責任保険、医療従事者包括賠償責任保険に加入しています。法律上の賠償責任が発生した場合における損害賠償金、損害賠償責任に関する訴訟や示談交渉における弁護士費用や訴訟費用、損害防止軽減費用、緊急措置費用、協力費用が対象です。院長だけでなく、勤務歯科医師、歯科衛生士などのスタッフも支払い対象となる保険です。（広島県・S）

億単位の補償

　保険加入あり。（東京都・M）
　【医療行為（医療業務）に起因する事故の場合】
　　1事故につき／2億円　保険期間中／6億円
　【医療行為以外（建物・設備の使用・管理など）に起因する事故の場合】
　　対人1名につき／2億円
　　対人1事故につき／20億円
　　対物1事故につき／2億円

勤務医含め加入
　医療賠償保険、満額入っています。勤務医も加入しています。（京都府・M）

複数の保険に加入
　歯科医師会の保険と個人（歯科医師、歯科衛生士、歯科技工士）の保険に加入しています。（愛知県・S）

歯科医師会と民間の医療賠償保険
　県の歯科医師会の医療賠償保険（基本的に強制加入）と、民間の医療賠償保険の両方に加入しています。両方入る必要はないのですが、県の歯科医師会の保険はどうしても対応が遅くなりがちで、素早い対応が必要なときには向いていないかもしれないと思っています。とくに少額のとき（たとえば衣服を汚してしまった場合など）にはポケットマネーで弁償しておき、事後申請で保険対応が可能など民間のほうが使いやすい面もあると思っています。(愛知県・M)

非を認め、謝罪
　医歯協同組合の賠償責任保険で、年額9,500円のものです。保険ではありませんが、損害賠償に繋がるような対応にならないように過去の事例のケーススタディをセミナーで受講したりしました。以前勤務していた医院では（15年前）、決してこちらの非を認めてはいけないという講習を受けましたが、現在では、まず自分の非を素直に認め、謝罪を行うことが重要とのこと。時代の流れとともに診療だけではなく、謝罪の仕方も確実に変わってくるのではないかと感じます。（東京都・S）

お世話になりたくはないが……
　入っている。1億円の損害賠償保険。こちらが非を認めれば支払われるそうです。なるべく一生お世話になりたくない保険です。（広島県・S）

すべての問題に対する保険に
　医療事故・院内でのケガ・水漏れなどを含め、すべての問題に対する保険に入っています。（神奈川県・I）

まとめの処方箋

弁償プラス誠意ある対応を

　お客さんの服を汚してしまったという話は、さまざまな業種で耳にしますが、歯科医院も例外ではありません。診療中に薬液が患者の服に飛んでしまった場合、クリーニング代を負担したり、汚れがとれない場合は弁償したりしている医院が多いようです。

　金銭面での対応はそれで問題ないかと思いますが、服を汚してしまった場合、患者のなかで医院のイメージは下がっていると思いますので、金銭面以外でどれだけ誠意ある対応をとれるかが、医院の信頼回復に繋がるのではないでしょうか。弁償すれば問題ないといった態度をとるようなことは避けてください。診療後に改めて謝罪するなど、医院の誠意を見せることが大切です。

　患者の服を汚してしまったなど、院内で患者に損害が生じた場合、患者は医院に損害賠償を請求する権利がありますので、医院としてはそれに応じる必要があります。損害賠償は原状回復が前提になりますので、クリーニングで汚れが取れれば、そのクリーニング代金を払うことになります。弁償する場合、法的には購入時から汚れたときまでの着用による価値の減少分は弁償額から差し引くことができるようになっていますが、汚れた時点での服の価値を求めることが難しく、汚した側の誠意を見せるという意味で、新品と同額の代金を弁償することが多いようです。

　このような損害賠償責任が生じたときの備えとして、賠償責任保険というものがあります。賠償責任保険は上記のクリーニング代や服の弁償、診療中の事故により患者がケガをした場合の治療費など、保険の対象は多岐にわたります。また、院長だけでなく、院内のスタッフが起こした事故についても保険の対象となります。

　近年、医療事故により損害賠償の請求を受ける事例が増えてきています。賠償責任保険は、比較的保険料も安いので、加入していない医院は万一に備えて必ず加入を検討しましょう。

　また、保険金の請求にはさまざまな資料が必要となります。たとえば、クリーニング代の場合、汚れた服の写真の提出が必要なこともあります。どのような資料が必要になるのか、契約時にしっかりと確認しておきましょう。

- 金銭面以外でも誠意ある対応を見せ、信頼回復に努める
- 万一に備え、賠償責任保険への加入を検討する
- 保険の契約時に、保険金の請求に必要な資料を確認しておく

（竹本彰久）

29

歯科医師会への加入

現在、歯科医師の約半数以上が歯科医師会に加入しているようです。歯科医師会との付き合い方や具体的な活用方法はありますか？

歯科医師同士の交流

協力できる範囲で上手に参加する

とくに若手の先生方には、歯科医師会の運営に積極的に参加することで、得られるものは想像以上に大きいことを理解していただきたいと思います。確かに役員などで自院を犠牲にしてまで歯科医師会にかかわっている先生もおられますが、そこまでやる必要はなく、協力できるときに、協力できる範囲で参加するという程度で構いません。地域と繋がり、大きな視野をもって医院運営を行っていかなければ、今後の歯科医院は経営的に難しくなるように思います。歯科医師会の活動に時間を取られることは短期的に見れば損ですが、長い目で見ると人脈が築かれ、地域との繋がりができ、自分の知識や技術も向上します。

上手に歯科医師会とかかわっている先生方は、能力が高く、医院も繁盛しているケースが多いように思います。逆に歯科医師会に無関心で、協力を乞われても拒む先生は、たいてい医院経営もうまくいっていません。あなたが患者さんだったら、自分のことしか考えず、経営にばかり執心しているような先生に診てもらいたいですか？　それとも、地域の人々の健康を考え、さまざまな公の活動もこなしている先生に診てもらいたいですか？　結果は自明でしょう。（新潟県・W）

交流が広がる

現在、入会して活動しています。他大学出身の先生方、また近所の先生方とも交流ができるので、積極的に参加しています。（東京都・S）

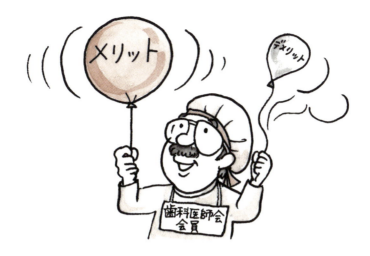

メリットは多い

積極的にかかわっている。震災の際も助けていただいた恩もある。近隣の先生方との付き合いも含め、メリットのほうが多いと感じている。（宮城県・K）

情報がありがたい

いろいろな情報をいただけますので、活用しております。集まりにも時間が合えば参加しようと思っております。（秋田県・S）

地域とのかかわり

高貴なる者に伴う義務

開業して6ヵ月後に入会し、21年経った現在では地域の郡市区の理事となりました。歯科医師という職業に就き、生まれ育った地域の住民のために役立ちたいという思いをもって故郷で開業した私にとって、地域の公衆衛生活動の担い手であり、日本国の歯科医療及び社会福祉の発展向上に努めている職能団体（業界団体）である歯科医師会に入会することは、やぶさかではありませんでした。正直、煩わしく感じることや残念に感じることも多々ありますが、損得勘定を抜きにして「高貴なる者に伴う義務」（NOBLESSE OBLIGE）という思いで会務活動に取り組んでいます。（福岡県・T）

地域の入会率が高い

地方のため、歯科医師会の入会率が極めて高い状況です。そのため、開業

医なのに入会していないという状況がほぼ皆無です。せっかく入っているので、個人ではなかなかできない公衆衛生活動のお手伝いをさせてもらっています。（高知県・M）

地域保健の担い手として
「歯科医師会は歯科医師の権利団体ではなく、地域保健を担う重要な役割をしている」という考え方のもと、入会を強く推奨しています。（福岡県・S）

その他

活用する必要がない
私の個人的な見解ですが、歯科医師会と付き合っていても何のメリットもないと感じております。それは、歯科医師会に助けてもらわなければならないような保険請求や患者とのトラブル、各種用紙などはすべて院内で管理しており、活用する必要がないためです。ですので、社会的には歯科医師会には入会していますが、付き合いや活用は極力しないようにしています。（滋賀県・K）

紹介が多い
そもそも小児歯科、矯正歯科の専門をうたっているため、歯科医師会の先生からの紹介は多いです。あとは、乳幼児検診や障がい者検診は当院で行っている口腔管理と地域の子どもたちの口腔衛生との乖離を確認するのに役に立っています。（神奈川県・Y）

積極的には関与していない
開催されるセミナーでよいものがあれば参加しますし、当番的な業務依頼にも対応しています。しかし、生産的でないと感じることが多く、積極的な関与はしていません。（千葉県・M）

退会も1つの選択肢
歯科医師会に所属していませんので本当のところではわかっていないと思います。お互いにできることをやるというのが大原則のように感じています。もし、嫌であれば退会も1つの選択肢だと思います。（埼玉県・M）

> まとめの処方箋

情報収集や交流の場として活用

　歯科医師会の活用方法はさまざまですが、とくに多いのは地域交流ではないでしょうか。地域交流しておけば、地域の保健指導や定期検診などで声がかかることがあります。また急な休診など、いざというときに周囲の医院と補い合えるようになるので、この点も大きなメリットかと思います。歯科医業は地元色の強い商売ですので、このように積極的に地域と交流しておけば、大きな恩恵が受けられます。

　その他の活用方法として、各種経営サポートがあります。たとえば新規開業や医療法人化する場合、歯科医師会に加入していれば歯科医師会経由で事前に役所に情報が伝わるので、スムーズに進めることができます。開業後に行われる新規指導や保険診療報酬の改定についても、勉強会などをとおして指導してくれます。また、顧問弁護士を通じて簡単な法務相談を行えるところもあり、医院経営の全般をサポートしてくれます。

　最近は歯科衛生士をはじめとするスタッフの人材不足が、この業界の大きな悩みです。歯科医師会が附属の歯科衛生士学校を併設している場合は、新卒スタッフが必要なときは求人を申し込むことで、スタッフ確保に一役買うことができるかもしれません。

　歯科医師会への加入を躊躇されている先生もいらっしゃるかと思います。行事や会合が多く、入会金をはじめとした負担も大きいというのがその理由かと思いますが、加入して得られる長期的なメリットを勘案し、検討されてみてはいかがでしょうか。

　せっかく歯科医師会に加入したからには、自院を伸ばすための活用方法も考えましょう。競合している他院と交流をもつ機会は他ではあまりないでしょうから、他院がどういう診療方針を掲げて運営しているか、院長はどんな人物か、どういう患者層をターゲットにしているか、売りは何か、流行っているならばその要因は何か、などをコミュニケーションをとおして探ってみてください。そして、自院にないよいところは吸収し、また上手に棲み分けできる方法を考えることで、自院の成長に繋げましょう。また、歯科医師会の地域の活動をとおして患者を掘り起こし、イベントなどを通じて受診に繋げられれば、歯科医師会の加入意義がより大きいものになると思います。

- 活用方法はさまざまだが、とくに地域交流と経営サポートは積極的に活用する
- 加入を躊躇している場合、長期的なメリットと天秤にかけて検討してみる
- 競合している他院との交流や歯科医師会の地域の活動をとおして、自院を伸ばす

（神木孝太郎）

30 ホームページ上における広告の注意点

現在、国や都道府県では、積極的なインターネットの活用が推進されており、また患者側も医療機関を選ぶ際の基準として、ホームページが有力な方法になりつつあります。自院のホームページを充実させるときに、広告の規制で気をつけていることはありますか？

医療広告ガイドラインを遵守

業者に委託
基本的にホームページは製作会社に委ねていますが、医療広告ガイドランに従っていただくのが原則です。（東京都・W）

「誘引する言葉」に注意
来院を直接的に誘引する言葉をしないよう、文章内容に気をつけている。その他、取り引きのある広告会社、webを担当してくれている人員に確認を図る。（北海道・A）

写真は患者さんの同意は必須
厚生労働省から出されている「医療機関ホームページガイドライン」に反しないよう、文言などに配慮する。口腔内写真は患者さんに同意を得たうえで掲載する。（福島県・I）

必要最低限の内容で
期待を抱かせるような内容は控えています。ホームページは必要最低限の内容が伝われば十分のようです。（東京都・K）

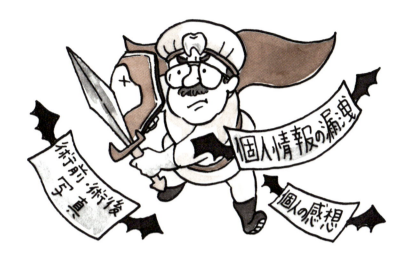

専門家に確認
　ルールに則っているのを業者さんに確認のうえ、ホームページを更新してます。（大阪府・F）

⚠ その他

個人情報の漏洩
　患者さんとスタッフの個人情報の漏洩には注意が必要でしょう。ホームページでの積極的な宣伝は、逆効果の場合もありますので控えています。（静岡県・K）

自画自賛を避ける
　特定の治療において、「自院がすばらしい」、「他院がよくない」などの表現は避けている。（愛知県・T）

まとめの処方箋

規制は強化傾向。専門家に相談を

　医療機関の広告は医療法の規制により「医療広告ガイドライン」を遵守しなければなりません。では、ホームページ（ウェブサイト）の扱いは？……というと、それは「広告」には該当しないとして規制対象外とされています。

　しかしながら、ホームページの情報に関するトラブルも多いため、厚生労働省は平成24年9月28日に「医療機関ホームページガイドライン」を公表しました。そこには、下記のような掲載すべきでない事項と掲載すべき事項が載っていますが、このガイドラインはあくまでも自主的規制を促すものであるため、罰則規定はなく、行政指導にとどまるものとなっています。

掲載すべきでない事項・表現例
・加工、修正した術前術後の写真等の掲載
・医療機関にとって便益を与えるような感想等のみを意図的に掲載して強調すること
・「○○％の満足度」（根拠・調査方法の提示のないもの）
・「○○の治療では、日本有数の実績を有する医院です」（他との比較等により自らの優良性を示そうとするもの）
・「○○学会認定医」（活動実態のない団体による認定）
・「ただいまキャンペーン実施中」「期間限定○○治療を50％オフで提供」（早急な受診を過度にあおる表現又は費用の過度な強調）、など
掲載すべき事項（自由診療を行う医療機関に限る）
・通常必要とされる治療内容、費用等に関する事項
・治療等のリスク、副作用等に関する事項

　また、その翌年の「医療広告ガイドライン」の改正で、バナー広告などとリンクする医療機関ホームページについても「広告」として取り扱うことが明確化されました。

　その後、平成28年9月27日に「医療機関ウェブサイト等の取扱いについて」が公表されています。ここでは引き続き医療法上の広告規制の適用対象とはしないが、不適切な表示に対する規制を新たに設けるべきとし、また監視・是正体制の強化などが挙げられています。このように、ホームページに対する規制も厳しくなってきているため、作成の際は専門家に相談したり、医療機関のホームページに精通した業者に依頼するほうがよいでしょう。

　現在、ホームページは患者にとって有用な情報源の1つです。ホームページだからこそできる表現を活かし、増患対策の一環として有効利用することも重要です。

- バナー広告などからリンクするホームページは、医療広告規制の対象である
- 作成の際は、専門家に相談したり、医療機関のホームページに精通した業者に依頼するとよい
- ホームページだからこそできる表現を活かし、増患に繋げる

（鈴木やちよ）

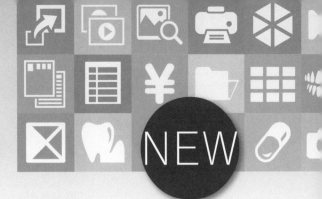

患者管理支援ソフト

達人プラス
Version 6

QR自動画像読込機能

「歯科用口腔内写真管理システム」実用新案番号：登録第3182751号

NEW

QRコードで写真を患者さんごとに自動で振り分けて保存できる！

今までは1枚づつ写真を確認し手動で「達人プラス」取り込んでいた作業が、QRコードを撮影するだけで自動で患者さんごとに振り分け「達人プラス」に保存することが可能になりました。

撮影

患者さんごとのQRコードを撮影します。

QRコード撮影 — 患者A 症例撮影
QRコード撮影 — 患者B 症例撮影
QRコード撮影

自動振り分け

取り込み

QRコードから次のQRコードまでを一人の患者さんの写真と認識し該当する患者ページに写真を保存します。

患者Aページ　患者Bページ

大幅な時間の短縮！高効率化を実現しました！

「達人プラスVersion6」をご利用の医院さまの声

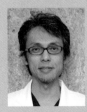

ヒロデンタルクリニック
理事長　金子 博寿

以前より写真の保存には達人プラスを使用しています。デジカメで撮影後、写真を患者さんごとに登録できること、患者さんごとに症例や区分を付けて継続的に管理できることが必須条件です。達人プラスでは探したい写真を確実に探し、学会発表用のエキスポートまで一連の流れで使用できます。今回実装されるQRコードからの自動登録が可能になれば、より時間を短縮して写真を保存することができますのでとても楽しみです。

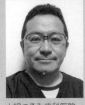

小絹つるみ歯科医院
院長　鶴見 徹

達人プラスVersion4から使用しています。当医院では必ず治療前に口腔内カメラを使用して写真を撮影し患者さまに直接その場でお見せする方式を取っています。ダイレクトに撮影できることが使用する最大のメリットです。印刷して患者さんにお渡しすることもでき、とても喜ばれています。既に800,000枚保存されていますが、達人プラス以外に保存して管理することは考えられません！

本製品の情報や無料体験版など詳しくは弊社ホームページから

達人プラス 🔍検索　www.narcohm.co.jp

本製品に関するお問い合わせ先

ナルコーム
〒271-0091　松戸市本町20-8　松戸本町第二ビル7階
TEL 047-364-7656　FAX 047-364-7657
E-mail info@narcohm.co.jp　URL http://www.narcohm.co.jp

高品質でお求めやすい価格の医療用洗浄剤を歯科施設でも！

マイナスイオン洗浄剤

ニッカクリア R50

界面活性剤ゼロ ＝ 無発泡洗浄

血液・タンパク質・油脂などの汚染物を瞬時に落とすことができ、界面活性剤・環境ホルモン・毒性化学物質・有機溶剤を含まない、人体や環境に優しい新たな医療用洗剤です。表面保護・防錆・帯電防止効果があり、洗浄剤の一本化によるコストの削減も実現できます。

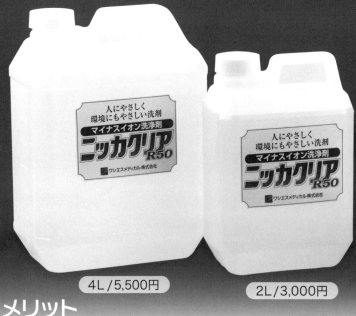

4L / 5,500円　　2L / 3,000円　　200ml×6本 / 3,300円

メリット

① マイナスイオン効果による三次元洗浄
マイクロバブルで浸透力が高く、隙間の汚れにも効果的に働きます。マイナスイオンの作用で汚れを分離・分解します。界面活性作用で油脂やタンパク質を分解します。

② 環境にやさしい
界面活性剤・環境ホルモン・毒性化学物質・有機溶剤を含んでいません。洗浄後は水に戻ります。（義歯等の洗浄にも使用できます）

③ 高機能・低コスト
様々な汚染物質に対し、強い洗浄力を発揮します。表面保護・防錆・帯電防止効果があります。洗浄剤の一本化で洗浄コストの削減にもなります。

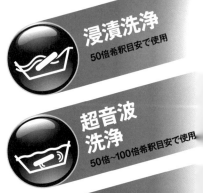

浸漬洗浄 50倍希釈目安で使用

超音波洗浄 50倍〜100倍希釈目安で使用

スプレー 原液にて使用

■マイナスイオンによる洗浄効果のイメージ図

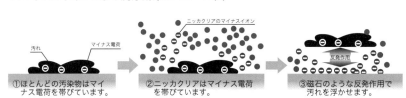

①ほとんどの汚染物はマイナス電荷を帯びています。
②ニッカクリアはマイナス電荷を帯びています。
③磁石のような反発作用で汚れを浮かせます。

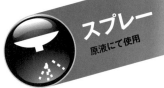

［お問い合わせ］ワシエスメディカル株式会社　〒113-0033 東京都文京区本郷2-31-8

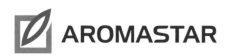
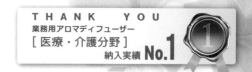

「香りが弱い」「オイルや水の補充が面倒！」などでお困りではありませんか？

待望のアロマディフューザー登場
低価格でもプロ仕様
受付に、個室に、カウンセリングルームに

100%天然オイル（4,800円）無料プレゼント中！

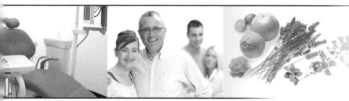

気化式アロマディフューザー
AROMIC AIR
［アロミック・エアー］

本体価格 **12,800** 円（税別）
専用オイルビン付き ※オイルは別売です。

全12種類の精油 [100ml]

¥4,800（税別）

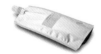

○ シトラスカクテル
○ スィートハーモニー
○ ファンシーベルガモット
○ シトラスハーブ
○ フローラルガーデン
○ フローラルリッチ
○ ウッディタイム
○ フレッシュグリーン
○ エアリーミント
○ フォレストエアー
○ クール
○ アンチウイルス

全5色

○ クールシルバー
○ カームゴールド
○ インペリアルグレー
○ サファイアブルー
○ テンダーレッド

仕 様

芳香床面積	6畳〜40畳
強弱調整	3段階
オフタイマー	1h、3h、6h
消費電力	2W
サイズ	高さ230mm、直径120mm
重量	940g
主な材質	本体部（アルミ） 本体内部（ABS）

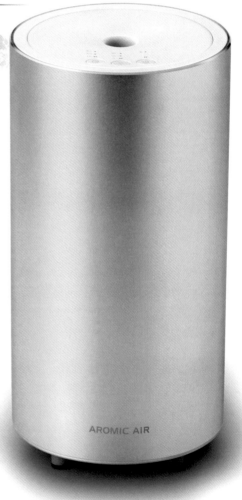

アロマスター株式会社
デンタルアロマのアロマスター

東　京　東京都渋谷区恵比寿南1-9-4-3F　　TEL：03-5724-3875
名古屋　愛知県名古屋市天白区植田山3-1603　TEL：052-875-3247

ご注文・お問い合わせは、お電話またはインターネットで
0120-204-074
受付時間　平日：9:00〜18:00
http://dental-aroma.jp

デンタルアロマ　検索

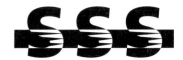

変わるもの、
変わらないもの。

「お客さまのための革新」を胸に、
新たな企業ブランドとともに歩んでまいります。

- 歯科用焼石膏
- 歯科用アルギン酸塩印象材
- 歯科用リン酸塩系埋没材
- 石膏模型表面強化剤
- 歯科用硬質石膏
- トレークリーナー
- 石膏溶解液
- レジン床用分離剤
- 歯科用超硬質石膏
- 貼付式模型台

大阪本社 大阪営業所	〒564-0063 吹田市江坂町1丁目23番101号 大同生命江坂ビル13F TEL(06)6339-0870(代) FAX(06)6339-0871	営業本部 東京営業所	〒101-0047 東京都千代田区内神田1丁目14-6 福利久ビル5F TEL(03)5283-6201(代) FAX(03)5283-6205	中部営業所	〒489-0983 瀬戸市苗場町113番地 TEL(0561)82-9185(代) FAX(0561)85-4179
福岡営業所	〒812-0013 福岡市博多区博多駅東2丁目4-17 第6岡部ビル6F TEL(092)413-5220(代) FAX(092)413-5222	本社工場 技術研究所	〒670-0836 姫路市神屋町4丁目22番地 TEL(079)281-1345(代)FAX(079)281-8071	瀬戸工場	〒489-0983 瀬戸市苗場町113番地 TEL(0561)82-9185(代) FAX(0561)84-2822

サンエス石膏株式会社
SAN ESU GYPSUM CO.,LTD.

http://www.san-esugypsum.co.jp/

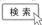

みんなで作ろう！歯科医院マニュアル
ぶれないスタッフ教育をめざして

DENTAL DIAMOND 別冊

好評発売中!!

【監修】MID-G
【編著】荒井昌海（東京都・エムズ歯科クリニック）

マニュアルは歯科医院経営の羅針盤！

マニュアルを活かした歯科医院づくりが注目されている。医院のルールが明文化されることで、日常業務が円滑に進み、院長は診療に集中できるようになる。また、テキストとして活用することで、効率的で質の高いスタッフ教育が実現する。多くの院長の頭を悩ます"組織づくり"への貢献度大なのだ。本書では、院内の意思統一から実際の作成手順、医院への落とし込み、更新の仕方に至るまで、マニュアルに関する一連の流れを網羅。また、全国の歯科医院における活用事例も多数紹介する。

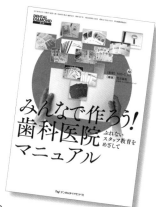

B5判／オールカラー／148頁／定価（本体4,200円＋税）

マニュアルを導入すれば、効率的なスタッフ教育が可能になります。

CONTENTS

- なぜ歯科医院にマニュアルが必要なのか　荒井昌海
- マニュアルにはどのような種類があるのか　荒井昌海
- 作成から定着までのステップアップガイド　荒井昌海
- 座談会 MID-G 理事が語るマニュアル作りのホンネ
  荒井昌海／飯田吉郎／金平俊毅／佐藤弘樹／森岡千尋
- **全国のマニュアル活用事例 ～作る・活かす・成長する～**
  ① マニュアル導入における組織再編と課題の解決　越前谷澄典
  ② 事務局が作成するマニュアルは、スタッフの教育・採用に効果大　青木一太
  ③ マニュアルの波及効果は教育・求人の強み・離職率の低下　古賀修一
  ④ マニュアルでスタッフが変わる！ 小規模医院での導入実例　川手秋馬
  ⑤ マニュアルがもたらす効果とその可能性への期待　松浦宏彰
  ⑥ 素人がプロになるために成長できる場を提供したい　栗林研治
  ⑦ 勤務医を育てる愛情とそれを支えるマニュアル　篠田智生
  ⑧ 苦労と工夫を繰り返す当院のマニュアル導入物語　和田匡史
  ⑨ マニュアル作りを楽しもう！ 作り方のノウハウを中心に　鈴木 温
  ⑩ マニュアルに基づいた人づくりと分院展開　吉見哲朗
  ⑪ 意識の「共有」と互いの「成長」をめざして　本田壮一郎
  ⑫ 成功と失敗を通してマニュアルから学んだこと　瓜生和彦

株式会社デンタルダイヤモンド社
〒113-0033　東京都文京区本郷3丁目2番15号
TEL 03-6801-5810(代) / FAX 03-6801-5009
URL：http://www.dental-diamond.co.jp/

【編集委員略歴】

●森 照雄（もり てるお）
税理士
1982年　兵庫県生まれ
2006年　大阪府立大学大学院経済学研究科修了
2006年　税理士法人イースリーパートナーズ入社

●上谷友香（うえたに ゆか）
税理士、医業経営コンサルタント（JAHMC認定）
1979年　大阪府生まれ
2002年　神戸大学経営学部卒業
2006年　税理士法人イースリーパートナーズ入社
2009年　医業経営コンサルタント資格取得

●鈴木やちよ（すずき やちよ）
税理士
1973年　愛媛県生まれ
1995年　学習院大学法学部法学科卒業
2007年　税理士法人イースリーパートナーズ入社
2009年　立命館大学大学院法学研究科修了

●神木孝太郎（かみき こうたろう）
1982年　大阪府生まれ
2006年　大阪大学経済学部卒業
2009年　税理士法人イースリーパートナーズ入社

●竹本彰久（たけもと あきひさ）
1986年　大阪府生まれ
2009年　大阪市立大学商学部卒業
2013年　税理士法人イースリーパートナーズ入社

税理士法人イースリーパートナーズ
大阪事務所：大阪府大阪市北区南森町1-3-29 MST南森町 3 F
京都事務所：京都府京都市下京区烏丸通仏光寺下ル大政所町680-1第八長谷ビル 4 F
高槻事務所：大阪府高槻市高槻町14-13丸西ビル 3 F
http://www.e3-partners.com/

DENTAL DIAMOND 別冊

めざせ！ 好感度120％の歯科医院
こんなときどうする？　Dr.100人にアンケート

発行日──2017年2月1日　通巻第613号
発行人──濱野 優
編集委員──森 照雄｜上谷友香｜鈴木やちよ｜神木孝太郎｜竹本彰久
発行所──株式会社デンタルダイヤモンド社
　　　　〒113-0033
　　　　東京都文京区本郷3-2-15 新興ビル
　　　　TEL　03-6801-5810（代）
　　　　http://www.dental-diamond.co.jp/
　　　　振替口座　00160-3-10768
印刷所──能登印刷株式会社

・本誌に掲載する著作物の複製権・翻訳権・上映権・譲渡権・公衆送信権（送信可能化権を含む）は、㈱デンタルダイヤモンド社が保有します。
・JCOPY <（社）出版者著作権管理機構 委託出版物>
本誌の無断複写は著作権法上での例外を除き禁じられています。複写される場合は、そのつど事前に（社）出版者著作権管理機構（TEL:03-3513-6969、FAX:03-3513-6979、e-mail : info@jcopy.or.jp）の許諾を得てください。